HÄDECKE

Dr. med. Susanne Bihlmaier
Dipl.-Biol. Armin Bihlmaier

NOTFALL-APOTHEKE aus und in der NATUR

Die einfache Outdoor-Soforthilfe

Vorworte

Seit über 130 Jahren fördert der Deutsche Naturheilbund die natürlichen Heilweisen und stellt sie der Öffentlichkeit zur Verfügung. Dabei schätzen wir Menschen, die sich in ihrer Praxis dafür engagieren wie die Naturärztin Dr. med. Susanne Bihlmaier. Seit ich sie kenne, überzeugt sie mit viel Begeisterungsfähigkeit, dabei stets mit fundierten Kenntnissen und ist immer an einer für den Laien einfachen Umsetzung im Alltag orientiert. Hier nun vereint sie ihr Naturheilkundewissen mit dem Pflanzen-Knowhow ihres Mannes Armin. Ob Wanderer oder Naturfotograf, ob Hundeführer, beim Familienausflug oder als Einzelner: Für jeden bietet diese NotfallApotheke Natur-Tipps, um sich selbst mit einfachsten Mitteln in der Natur direkt helfen zu können – ganz ohne Stromversorgung oder Netzempfang. Praktisch, hilfreich, natürlich – so wird wohltuende Naturheilkunde erlebbar.
Möge Ihnen dieses Büchlein unterwegs viele gute Dienste leisten!

Alois Sauer
ehem. Präsident des Deutschen Naturheilbundes e. V.

Pflanzen sind langweilig und grün oder vielleicht manchmal ganz nett anzuschauen? Ein ehemaliger Biologiestudent der Universität Tübingen hat mit diesem Buch einen ganz anderen und faszinierenden Aspekt der Natur im Auge. So zeigt dieser kleine aber feine Führer, wie sich ganz normale und häufige Pflanzen nützlich machen können – als Soforthilfe gegen wundgelaufene Füße, juckende Insektenstiche oder kleinere Verletzungen und sogar gegen Langeweile. Und nebenbei lernt man mit klaren Grafiken und Fotos auch, die Pflanzen eindeutig zu bestimmen. Dieses Kompaktwissen sollte bei keinem Familienausflug und bei keiner Wanderung fehlen!

Prof. Dr. Katja Tielbörger
Direktorin des botanischen Gartens der Universität Tübingen

Über die Autoren

Heilsamer Natur auf der Spur

Wenn ein Unkraut zum Heilkraut wird, ein zartes Blümchen entdeckt, statt übersehen und die revitalisierende Wirkung eines Waldspaziergangs wahrgenommen wird, dann habe ich es geschafft, die Schatztruhe der Natur zu öffnen. Und damit die Natur auch bei einer eventuellen Verstauchung oder Verletzung gleich helfen kann, habe ich leicht erkennbare und häufig anzutreffende Pflanzen ausgewählt, die von jedem gut und sicher anzuwenden sind. Viel Freude beim Naturgenuss!

Diplom-Biologe Armin Bihlmaier
BANU-zertifizierter Natur- und Landschaftsführer und Naturpädagoge
Lehrbeauftragter für Wildpflanzen an der Hochschule Forstwirtschaft, Rottenburg
www.gruenkraftpfade.de

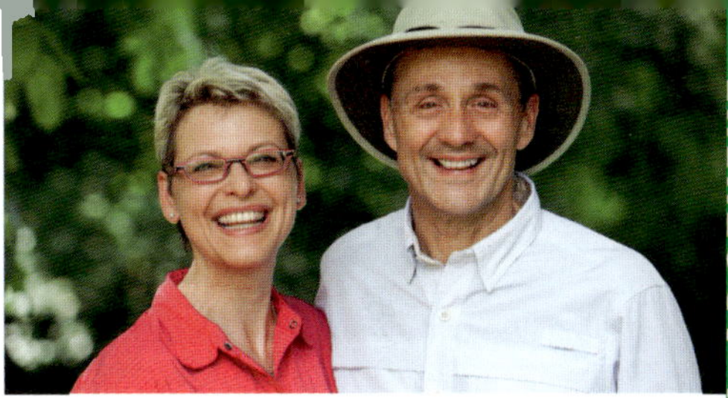

Naturheilkraft und Zeit für den ganzen Menschen

Mein Schwerpunkt ist es, die Weisheit der Natur und die Erfahrung von Jahrhunderten zu nutzen, um die moderne Apparatemedizin sinnvoll zu ergänzen. Neueste Forschungsergebnisse zeigen sogar, dass schon das Erleben von Natur an sich heilsam wirkt. Darum: Laptop zu, Handy aus, runter von der Couch, raus auf Feld, Wald und Wiese, die Naturheilkraft genießen und ganz einfach wirken lassen!

Dr. med. Susanne Bihlmaier
Ärztin für Naturheilverfahren und Chinesische Medizin, Autorin und Dozentin

Anleitung: Notfall? Schnell und richtig helfen!

Noch „indoor" oder für die Wanderpause:

Lernen Sie die Pflanzen schon vorab kennen, bevor ein Notfall eintritt, damit Sie dann ruhig und sicher reagieren können.

Tipp: Die meisten Pflanzen sind einfacher zu erkennen, wenn sie blühen, aber meist sind es die Blätter, die für die Notfallhilfe zum Einsatz kommen.

Kleiner Rucksack für Wanderungen, die länger als eine Stunde dauern: Regenschutz, Picknickdecke mit wasserabweisender Unterseite, Wasserflasche, Hundekottüten, evtl. Sonnenbrille, je nach Jahreszeit Handschuhe und Mütze oder Sonnenschutz mit Kappe/Hut, Taschentücher, Rettungsdecke (gold/silber), Einmalhandschuhe, Getränkeflasche (Fassungsvermögen: 1 Liter), Basenpulver auf Citrat-Basis (organisch verfügbar)

Outdoor: First check, then act

Bitte beachten:

- Nehmen und verwenden Sie nur, was Sie **zweifelsfrei sicher erkennen!**
- **Vergewissern** Sie sich dreifach anhand von Fotos, Beschreibung und Zeichnung, bevor Sie eine Erste-Hilfe-Maßnahme anwenden!
- Haben Sie **Zweifel** oder bekannte Allergien gegen die Pflanze: **Finger weg!**
- Pflanzen **nicht in Naturschutzgebieten** sammeln.
- **Meiden** Sie Pflanzen an typischen Gassi-Strecken, in der Nähe von Müll oder am Straßenrand.
- Immer nur so viel aus der Natur nehmen, wie Sie **tatsächlich benötigen!**

Outdoor-www: was wirklich wichtig ist

1. Trocken bleiben

Vor allem Kopf und Füße, sonst drohen Wärmeverlust, Unterkühlung und damit „Er-Kältungs-Krankheiten", von der „einfachen", aber sehr schmerzhaften Blasenentzündung bis hin zur lebensgefährlichen Lungenentzündung.

2. Gehfähig bleiben

Ohne Gehfähigkeit läuft buchstäblich nichts. Daher eingelaufene(!), trittsichere und möglichst wettertaugliche (wasserfeste) Schuhe, die auch gegen Umknicken Halt geben.

3. Notfall-Set

(siehe Mikro-Notfall-Set, S. 7–9)

Vor allem eine Mindestration Wasser ohne Zusätze, damit das Wasser sowohl zum Trinken als auch zum Desinfizieren eingesetzt werden kann (siehe Mikropur-Anleitung) .

Mikro-Notfall-Set für die Jackentasche

- Sie haben ein tolles Taschenmesser, aber es nie dabei, weil es zu schwer ist?
- Und wer nimmt auf jedem Gassi-Gang einen Erste-Hilfe-Koffer mit?
- Hier ist das ultimative Pocket-Notfallset: klein wie eine Zigarilloschachtel (nur deutlich sinnvoller …)

Praxistipp: *Gut oder gar nicht – für den Notfall kein Discounter-Ramsch, sondern Qualität.*

	WAS	WARUM	WOHER
	Supermini-Multifunktions-**Taschenmesser**	Mini, aber voll funktionstüchtig, mit dem wichtigsten für draußen: Schere, Messer und Pinzette für Zecken, Dornen oder Holzsplitter. Zusätzlich mit LED-Licht!	Messerladen
	schmale selbsthaftende **Bandage**	2–3 cm breit, 5 cm Durchmesser, reicht für Verletzung an Händen und Füßen oder für einen Pfotenverband	Apotheke, Drogerie

WAS	WARUM	WOHER
1 sterile Wundkompresse in Drucktütchen (kleine wasserfeste Beutel mit Druckverschluss)	direkte, saubere Auflage für offene Wunden, mittels Drucktütchen vor Feuchtigkeit geschützt	Apotheke, Drogerie
Wattepad, eingepackt in Drucktütchen	hält Heilkräuter auf der Wunde; bei Pfotenverletzung für die Zehen-Zwischenräume	Drogerie
Micropur forte, 2 Tabletten	*zum Trinken:* 1 Tablette für 1 l Trinkwasser (nicht für Alu- oder Metallflaschen geeignet) *zur Wunddesinfektion:* 1 Tablette für 5 ml (!) Wasser, darf nicht in die Augen gelangen; die für die Wunddesinfektion benötigte Flüssigkeitsmenge lässt sich in dem geleerten Drucktütchen sammeln und eine Tablette darin auflösen.	Outdoorladen

	WAS	WARUM	WOHER
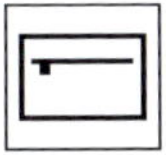	verschließbare **1-Liter-Tüte** aus lebensmittelechtem Material mit **Zipp-Verschluss**	Ergibt zusammen mit Mikropur forte 1 Liter transportierbares Trinkwasser; schützt zuvor alle Notfall-Teile	Haushaltsladen
	weißes, großes **Baumwoll-Taschentuch**	Multifunktional, z. B. zum groben Filtern von Wasser, als Wundverband, als Sonnenschutz	Drogerie, Bekleidungsgeschäft
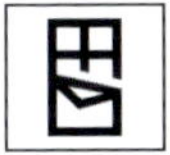	**Notfallriegel** Dattel-Cashew- oder Basenriegel mit Magnesium	Vollwertige, Allergiker-verträgliche Nerven- und Kraftnahrung, ohne weitere Süßungszusätze, Magnesium gegen Wadenkrämpfe	Bioladen, Internet
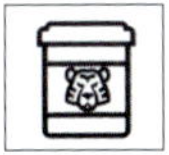	**Mini-Tigerbalsam**	bei Zerrungen, Stauchungen, Muskelschmerzen, Kopfschmerzen, öffnet die Nase und wirkt bei einem Schwächeanfall zum Inhalieren wie ein „Riechsalz"	Apotheke, Drogerie, Asialaden

	WAS	WARUM	WOHER
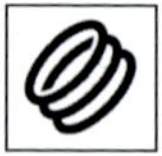	Seiden-**Pulswärmer**	leichtester und kleinster, ganzkörperlich wirkender Wärmespender	Weihnachtsmarkt, Naturkleidershop
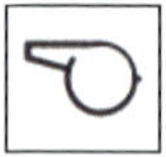	Mini-**Signalpfeife**	besser zu hören als jedes menschliche Rufen	Hundeladen
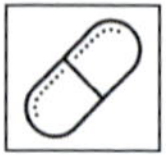	**Ginseng**	2 Kapseln (Qualitäts-Apothekenprodukt), „Bio-Doping" für den Notfall. Bitte nicht bei Kindern oder Menschen mit krankhaft hohem Blutdruck!	Apotheke, Drogerie, Bioladen

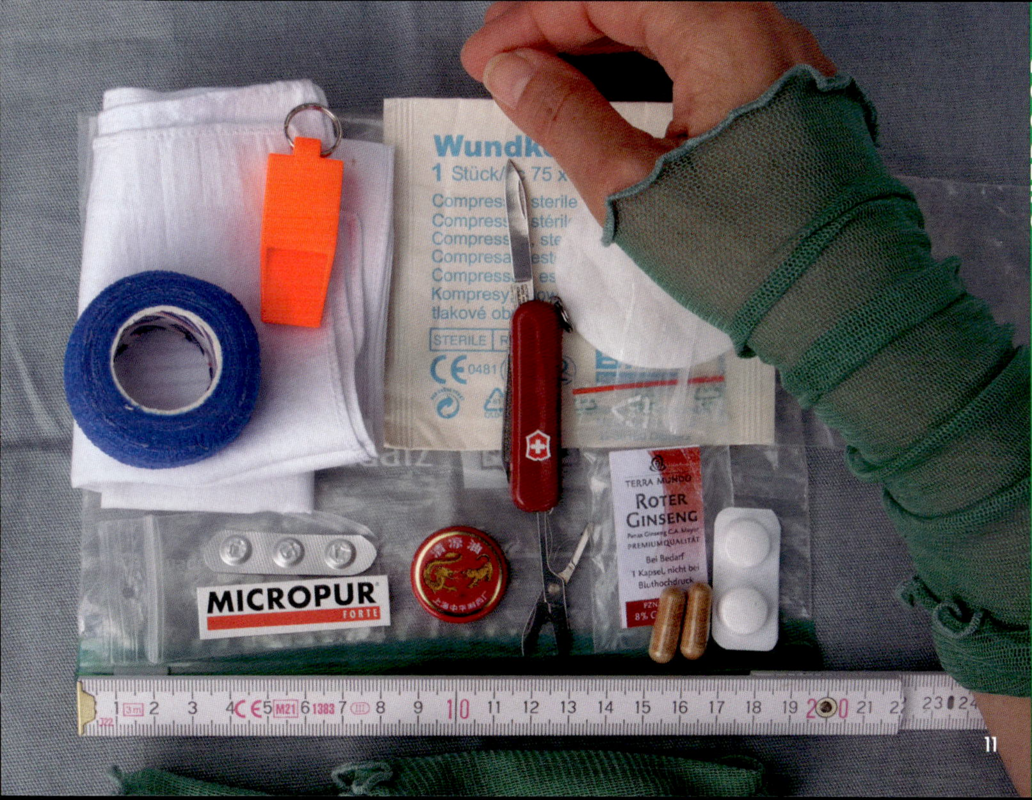
MICROPUR
FORTE
TERRA MUNDO
ROTER
GINSENG
PREMIUMQUALITÄT
Bei Bedarf
STERILE

Meditative Chia-Schoko-Cookies

Warum meditativ? Weil drei Bleche voll Kügelchen gerollt werden wollen, bevor sie, zum Cookie-Traum plattgedrückt, die Seele streicheln, vollwertig den Blutzucker stabil halten und mit natürlichem Magnesium Wadenkrämpfen vorbeugen helfen. Lecker und für jede Saison geeignet.

Bio-Zutaten für ca. 3 Backbleche

180–200 g dunkle Schokolade, mind. 50 % Kakaogehalt
2 EL Chiasamen + 6 EL lauwarmes Wasser
480 g Dinkelmehl 1050 (d. h. backfreundlich-vollwertig zwischen Weißmehl und Vollkornmehl)
1 Päckchen Weinsteinbackpulver
4 EL Leinsamen, frisch gemahlen (nur frisch gemahlen schmecken sie nach Vanille-Banane)
½ TL Meersalz
300 g ungesüßtes Apfelmus
180 g feinpulvriger Vollrohrzucker (malziges Eigenaroma, spart Zucker)
1 Päckchen gemahlene Bourbon-Vanille
1 Messerspitze Kardamompulver
200 ml neutrales Back- und Bratöl
150 g feine Vollkorn-Haferflocken (vollwertig im Gegensatz zu den geschälten Schmelzflocken)

- Backofen auf 180 °C Umluft vorheizen (200 °C Unter-/Oberhitze).
- Schokolade fein raspeln und beiseite stellen. Chiasamen im Wasser ca. 5 Minuten quellen lassen. Mehl, Weinsteinbackpulver, Leinsamen und Salz vermischen. In einer Rührschüssel Apfelmus, Rohrohrzucker, Vanille, Kardamom und Öl 2–3 Minuten mixen. Dann alle anderen Zutaten dazugeben und gründlich verkneten.
- Eine etwa teelöffelgroße Menge vom Teig abnehmen, zwischen den Handflächen zu Kugeln rollen, auf das mit Backpapier ausgelegte Blech setzen. Am Schluss mit einem Teelöffel zu Cookies drücken, ca. 1,5 cm dick.
- Im vorgeheizten Ofen 12 Minuten auf der mittleren Schiene backen.

Küchentipp zum Zeitsparen: Bei Umluft lassen sich auch drei Bleche auf einmal im Ofen backen.

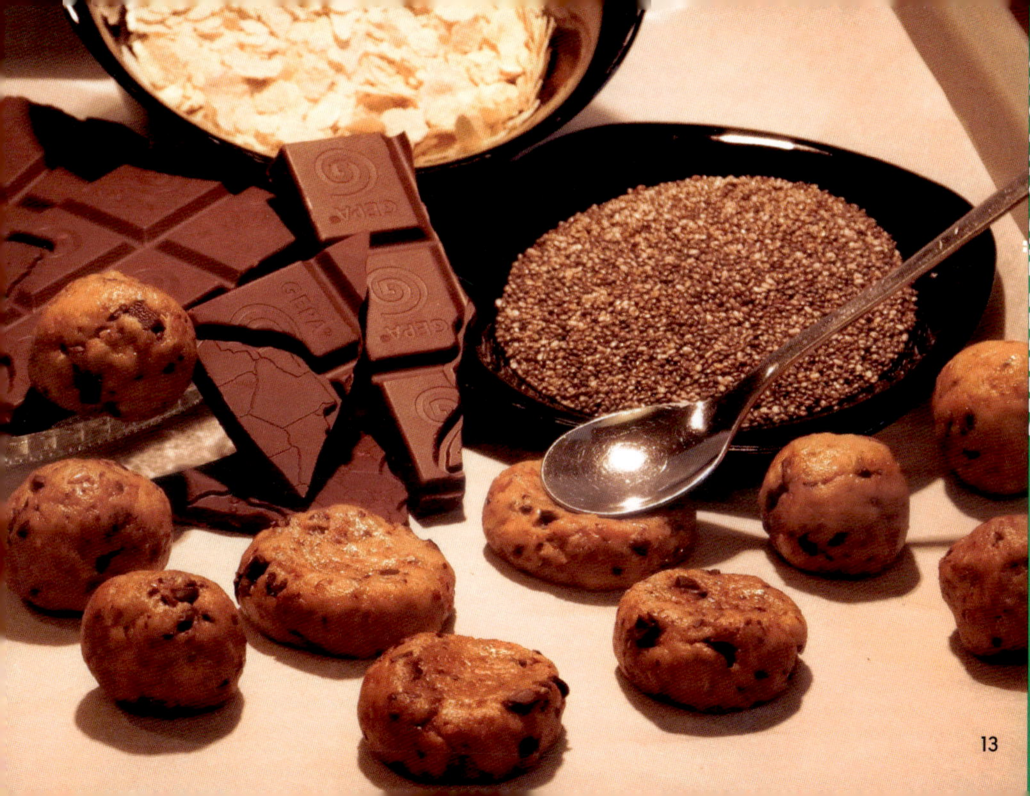
GEPA

Vital-veganer Wanderkeks – supercrunchy, superfix, superlecker

Plastikverpackte, müllproduzierende Zucker-Riegel? Nein, danke! Hier ist unser ultimativer Wanderkeks – mit viel natürlichem Magnesium aus Banane und Kakao und ganz ohne Industriezucker. Die Gewürze wirken vitalisierend, Zimt unterstützt einen harmonischen Blutzucker für gleichbleibende Konzentration und Kraft. Alles innerhalb von 18 Minuten: 3 zum Anrühren, 15 im Backofen (während Sie den Wanderrucksack packen).

Bio-Zutaten für 1 Backblech

2 reife Bananen
8 EL Hirseflocken (sind vorgedämpft und gewalzt)
1 TL Zimtpulver
1 TL Lebkuchen-Gewürzmischung
1 Prise Salz (alternativ gerne auch ½ TL Gomasio)
1 TL Kakaopulver zum Backen
2 EL zuckerfreier Ingwersirup auf Basis von Apfeldicksaft

Küchentipp: Hirse macht diese Kekse knusprig, Banane sorgt für angenehme Weichheit – es sind also keine Trocken-Dauerkekse. Das Problem ist eventuell nicht die kürzere Haltbarkeit, sondern nach dem Backen überhaupt noch welche für den Rucksack übrig zu haben wegen der hohen Nasch-Gefahr …

- Backofen auf 180 °C Umluft vorheizen (200 °C Unter-/Oberhitze).
- Bananen mit einer Gabel zerdrücken, z. B. in einem Suppenteller. Mit Hirse, Gewürzen, Kakao und Ingwersirup zu einem feinen Püree vermischen. Mit Espresso-Löffelchen Häufchen auf Backpapier setzen (klebt sonst sehr wegen der Banane), im vorgeheizten Ofen 15 Minuten auf der mittleren Schiene backen.

Genusstipp: Zuckerfreier, natürlicher Ingwer-Zitronen-Sirup aus dem Bio-Laden, der ohne Zucker auf Basis von Apfelsaft hergestellt ist. Der Sirup kann im Sommer mit Sprudel oder sogar Sekt kühl serviert werden, im Winter weckt er mit heißem Wasser oder Tee nach der Wanderung die Lebensgeister. Wer den Sirup selber machen möchte, findet hier ein gutes Rezept: https://hvlink.de/ingwersirup-rezept

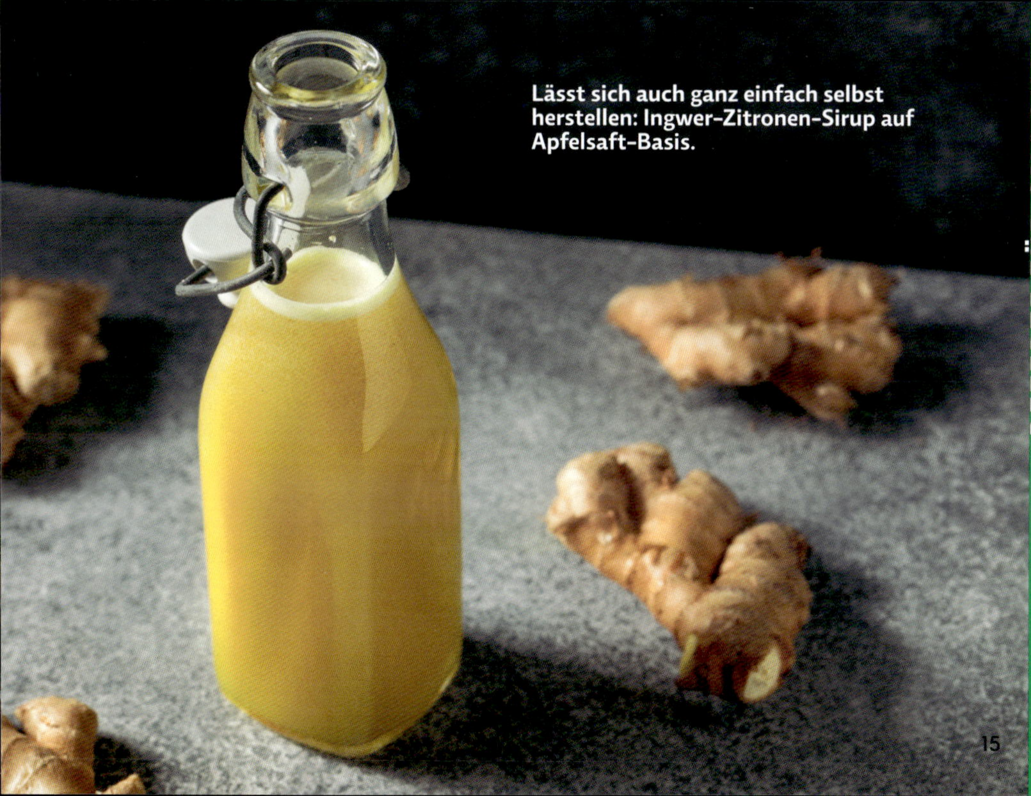

Lässt sich auch ganz einfach selbst herstellen: Ingwer-Zitronen-Sirup auf Apfelsaft-Basis.

SOFORTHILFE FÜR UNTERWEGS

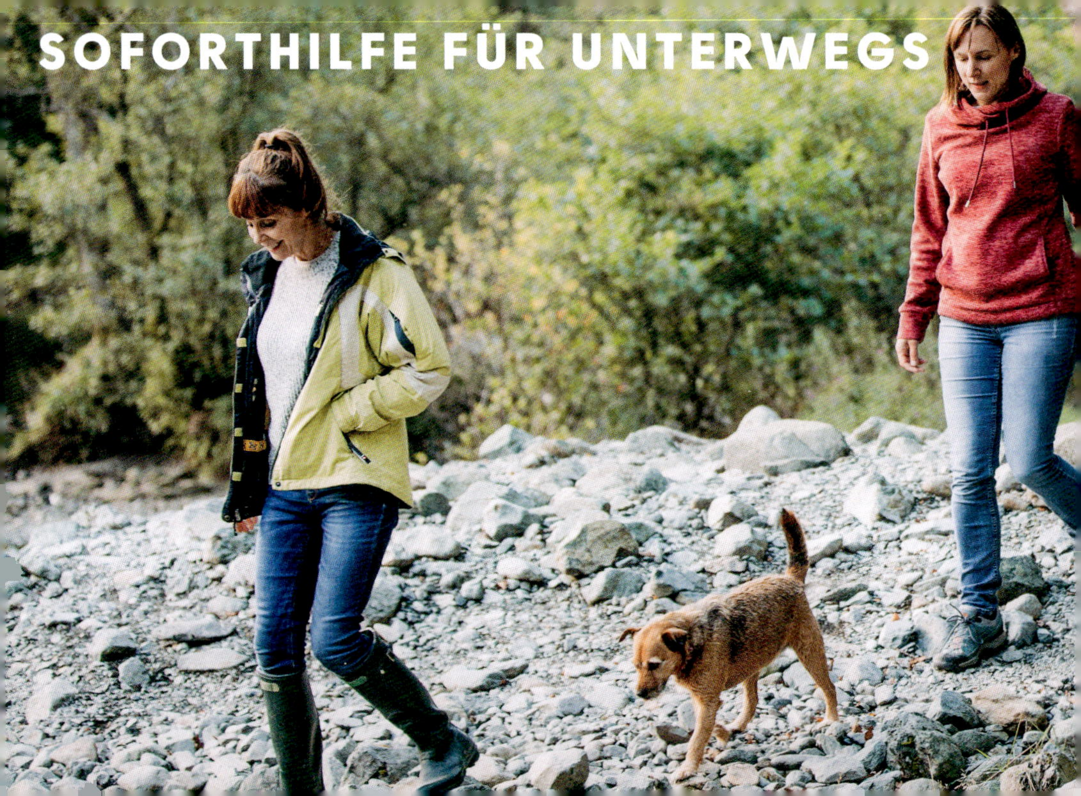

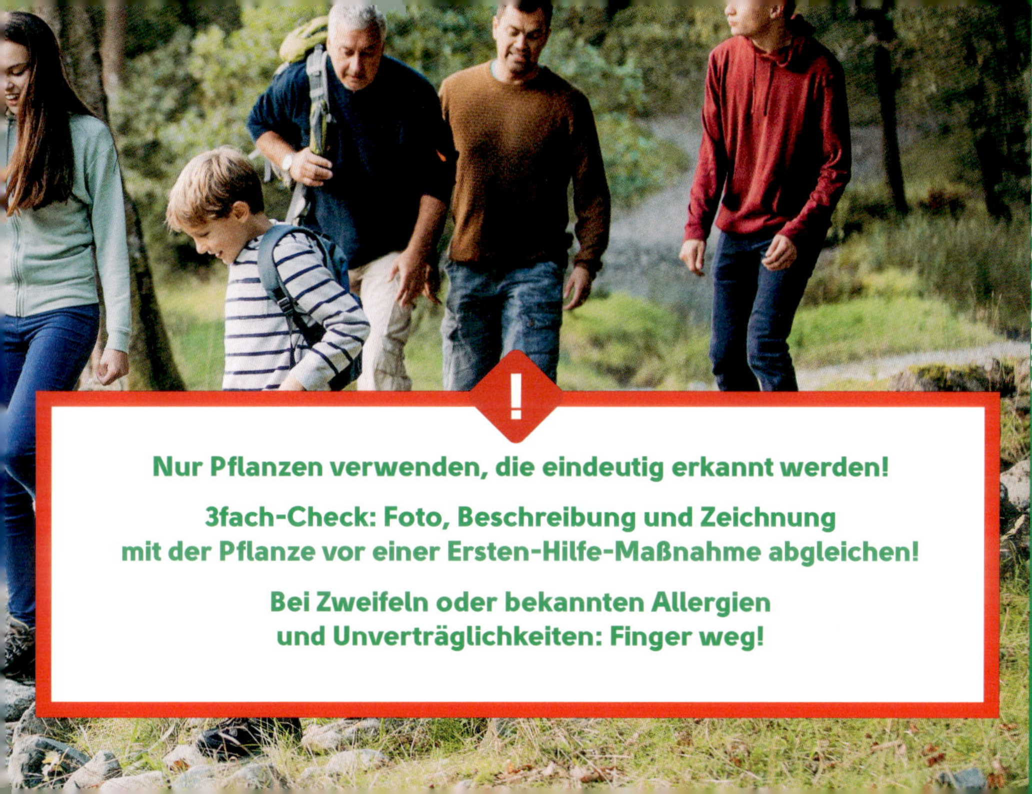

!

Nur Pflanzen verwenden, die eindeutig erkannt werden!

3fach-Check: Foto, Beschreibung und Zeichnung mit der Pflanze vor einer Ersten-Hilfe-Maßnahme abgleichen!

Bei Zweifeln oder bekannten Allergien und Unverträglichkeiten: Finger weg!

Soforthilfe von A bis Z

Wunden und Schnittverletzungen: siehe Seite 20
Prellungen, Quetschungen und Verstauchungen: siehe Seite 22
Insektenstiche: siehe Seite 23

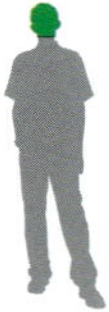

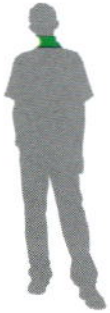

BEREICH	SYMPTOM	PFLANZE	ANWENDUNG	SEITE
Augen	müde, gereizt	Ahorn	angekaute/zerquetschte Blätter aufs geschlossene Auge	40
Kopf	Kopfschmerzen	Gundermann	Blätter ausdrücken, Saft in Nase hochschnupfen	56
Nase	Nasenbluten	Hirtentäschel oder Schafgarbe	Blätter ankauen/zerquetschen Saft in Nase träufeln	58, 78
Mund	Lippenherpes	Braunelle	Blätter auspressen, Lippen betupfen	46
Zähne	Zahnschmerzen	Gundermann, Salbei oder Schafgarbe Nelkenwurz	Blätter ankauen Blätter ankauen Blätter ankauen gesäuberte Wurzel kauen	56, 74, 78, 68
Hals	Halsschmerzen	Malve	Blätter oder Blüten ankauen	66

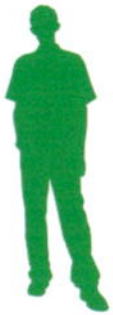

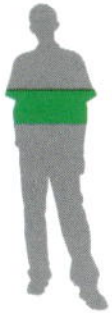

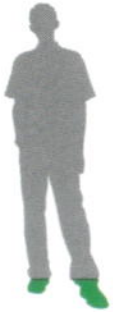

BEREICH	SYMPTOM	PFLANZE	ANWENDUNG	SEITE
Haut	Brennnessel-Kontakt	Springkraut oder Spitzwegerich	Blätter ankauen/zerquetschen, auftragen, ggf. fixieren	82, 80
	leichte Verbrennung oder Sonnenbrand	Gundermann, Malve, Vogelmiere oder Wiesenknopf	Blätter ankauen/zerquetschen, auftragen, ggf. fixieren	56, 66, 84, 88
Magen	Durst oder Sodbrennen	Sauerklee	wenige Blätter kräftig kauen, schlucken	76
	Sodbrennen	Malve	Blätter/Blüten ankauen	66
Füße	Blasen (auch vorbeugend) müde, geschwollen	Breitwegerich oder Ahorn	Blatt mit Oberseite direkt auf Blase, Socke darüber Blätter ankauen/zerquetschen, auflegen, ggf. fixieren	48, 40
Zehen	Blasen (auch vorbeugend)	Breitwegerich	Blatt mit Oberseite direkt auf Blase, Socke darüber	48

Offene, blutende Verletzung,
auch Schnitt- und Schürfwunden oder Verbrennungen

Benutzt werden die Blätter, die zur besseren Wirkung kurz angekaut oder wenigstens zerquetscht werden, damit der Pflanzensaft austritt. Dann auf die Wunde auflegen und fixieren.

PFLANZE	WUNDE	STÄRKER BLUTEND	SCHNITT-WUNDE	SCHÜRFUNG OBERFLÄCHL.	HILFT AUCH BEI	SEITE
Braunelle	X	X			Entzündung im Mund	46
Breitwegerich	X				Blasen; Prellung, Quetschung	48
Gänseblümchen	X			X	Schürfwunden; Insektenstich; Prellung, Quetschung, Zerrung, Verstauchung	52
Giersch	X		X		Insektenstich; Verbrennung	54
Gundermann	X				Prellung; schlechtem Atem	56
Hirtentäschel	X	X			Nasenbluten	58
Mädesüß	X		X		Insektenstich	64
Malve	X				Insektenstich	66
Nelkenwurz	X				Zahnschmerz	68

PFLANZE	WUNDE	STÄRKER BLUTEND	SCHNITT-WUNDE	SCHRÜFUNG OBERFLÄCHL.	HILFT AUCH BEI	SEITE
Odermennig	X					70
Salbei	X				Insektenstich; schlechtem Atem	74
Sauerklee	X				Insektenstich	76
Schafgarbe	X	X			Nasenbluten	78
Spitzwegerich	X		X		Insektenstich; Prellung, Quetschung	80
Vogelmiere	X			X	Prellung; Verbrennung	84
Weißdorn	X					86
Wiesenknopf	X	X				88

Geschlossene, stumpfe Verletzung
wie Prellungen, Quetschungen oder Verstauchungen

Blätter der Pflanze kurz zerquetschen (ggf. mehrere verknoten), noch besser: kurz kauen. Auftragen und fixieren, z. B. mit einem großen Blatt und einem Grashalm oder einer selbsthaftenden Bandage (s.S. 7).

PFLANZE	SEITE	HILFT AUCH BEI
Ahorn	40	Insektenstich
Beinwell	44	
Breitwegerich	48	Blasen
Gänseblümchen	52	Wunde; Insektenstich; Zerrung
Gundermann	56	verschmutzter Wunde; schlechtem Atem
Spitzwegerich	80	Wunde; Insektenstich
Vogelmiere	84	Schürfwunde

Insektenstiche

Schnelle Hilfe, damit Insektenstiche weniger jucken und nicht zu stark anschwellen: Blätter von einer der folgenden Pflanzen kurz ankauen oder zerquetschen und auf dem Stich fixieren.

Menschen mit bekannter Insektenstichallergie müssen immer ihr eigenes Notfallset dabeihaben!

PFLANZE	SEITE	HILFT AUCH BEI
Ahorn	40	Prellung, Quetschung, Verstauchung
Beifuß (vorbeugend)	42	müden Füßen (vorbeugend mit Pflanzensaft einreiben)
Gänseblümchen	52	Wunde, Prellung, Quetschung, Verstauchung, Zerrung
Giersch	54	Wunde; Verbrennung
Malve	66	Wunde
Salbei	74	schlechtem Atem
Sauerklee	76	Wunde
Spitzwegerich	80	Wunde; Quetschung, Prellung
Springkraut	82	Verbrennung, Sonnenbrand

Hunde-Notfall

Genereller Hinweis: Alle möglichen Notfallsituationen auf jeden Fall vorher am unverletzten Hund üben, damit die Prozedur nichts Ungewöhnliches ist!

Schnauzen-Schlinge

Bei plötzlichen starken Schmerzen kann selbst der bravste Hund um sich schnappen. Daher vor jeglicher Erster Hilfe einen Biss-Schutz anlegen, z. B. aus einem Wanderschuh-Schnürsenkel. Nach dem Ersten-Hilfe-Einsatz kann die Schnauzen-Schlinge wieder entfernt werden und damit ist auch der Wanderschuh wieder einsatzbereit. Bei unruhigen Hunden unbedingt zu zweit agieren.

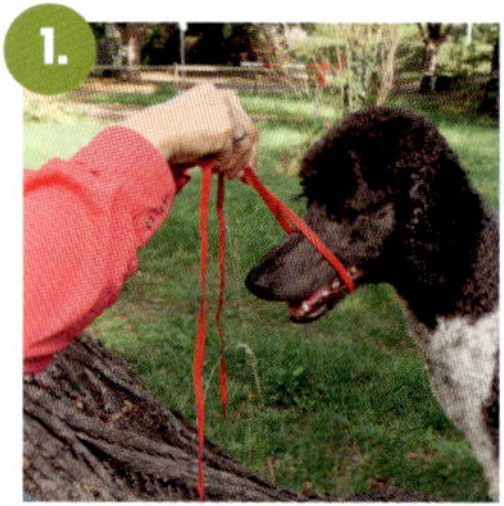

1. Provisorische Schlinge von unten nach oben über die Hundeschnauze legen.

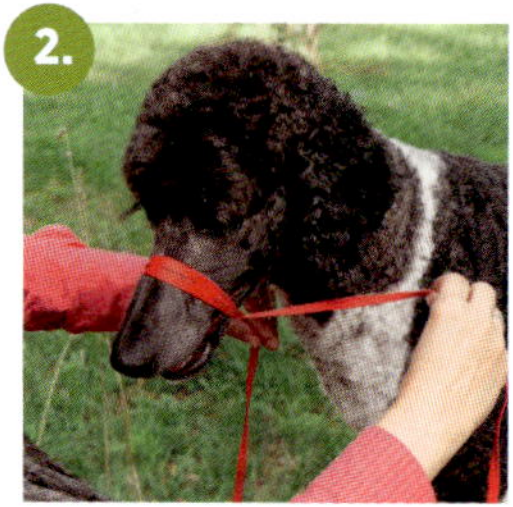

2. Einmal umlegen und einmal verknoten.

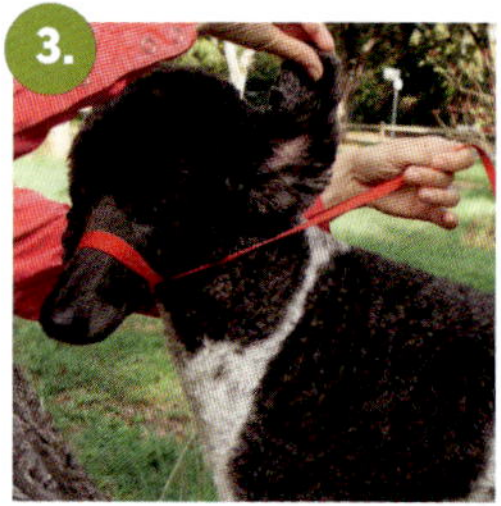

3. Unter den Ohren die beiden Enden hinter den Hals bringen.

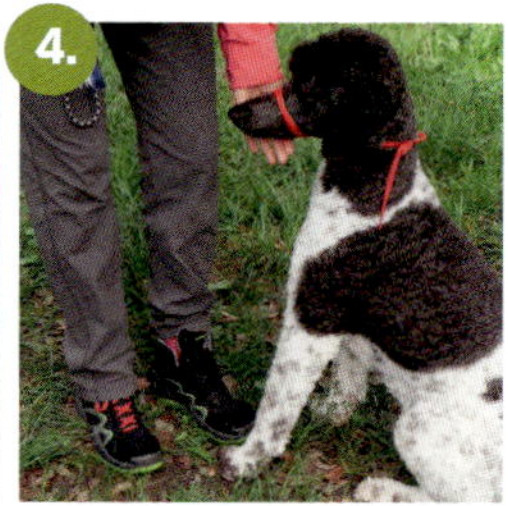

4. Beide Enden nur so fest verknoten, dass der Hund nach wie vor Bewegungsfreiheit mit dem Kopf hat.

Pfoten-Verletzung

In eine Scherbe getreten? Dorn in der Pfote? Oder anderweitig die Pfote verletzt?

1. eventuell Schnauzen-Schlinge
2. Fremdkörper, sofern möglich, entfernen
3. Wunde mit Wasser reinigen oder kurz etwas bluten lassen

4.

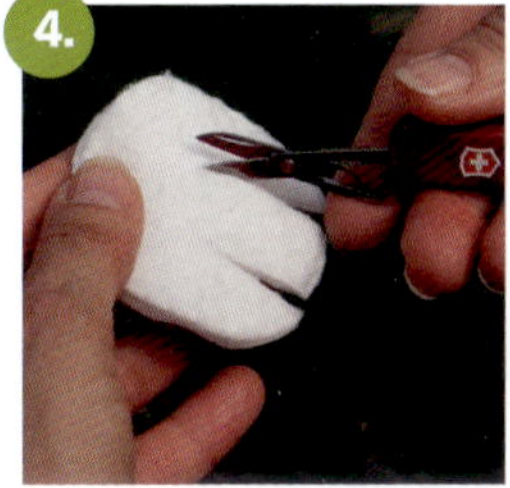

Wattepad (aus Mikro-Notfall-Set, s. Seite 7 ff) mit dem Taschenmesser zerschneiden.

5.

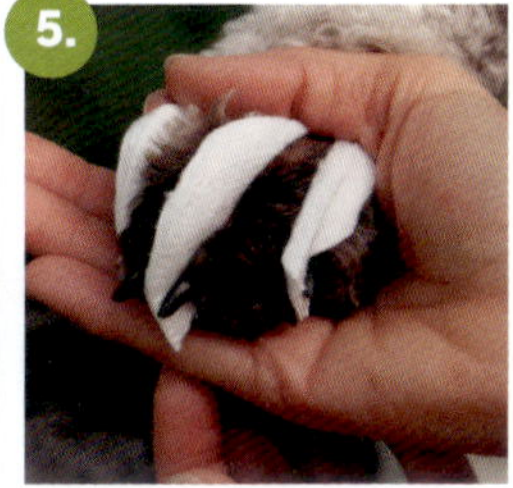

Watte-Stücke zwischen die Krallen klemmen.

6.

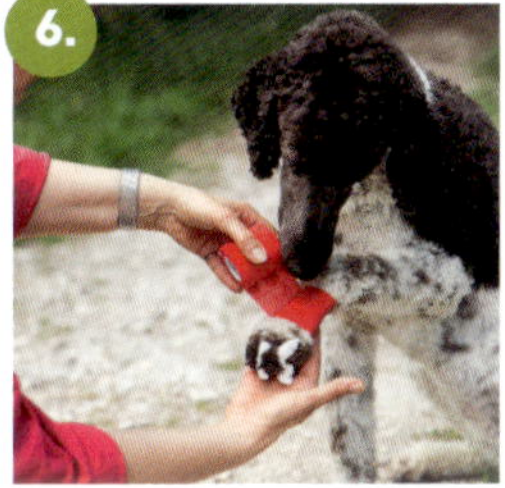

Eventuell mit Wundkompresse oder Papiertaschentuch umwickeln und auf jeden Fall mit selbsthaftender Bandage fixieren.

Transport von größeren Hunden

In eine Scherbe getreten? Dorn in der Pfote? Oder anderweitig die Pfote verletzt?

- **a.** Kurze Strecke: Umgreifen
- **b.** Längere Strecke, zwei Menschen: mit Picknickdecke
- **c.** Längere Strecke, ein Mensch: auf den Schultern, bei Rüden nicht die Genitalien einklemmen

a.

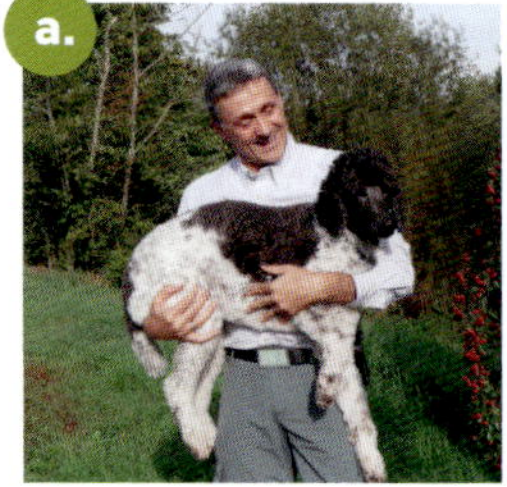

einfaches Umgreifen

c.

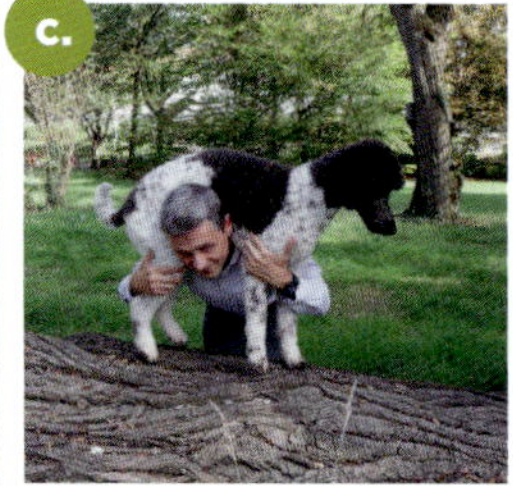

Um den Hund auf den Schultern zu transportieren, eine geeignete Stelle zum „Schultern" nutzen.

c.

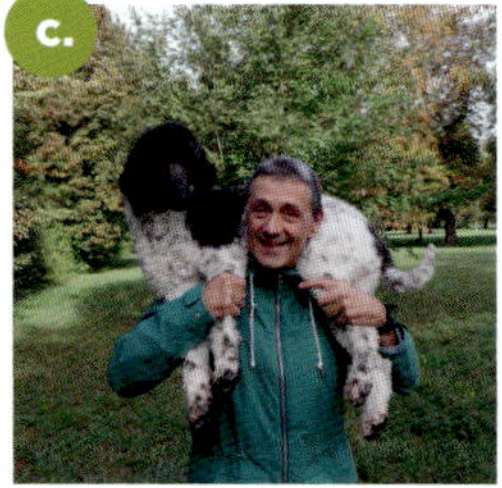

So geschultert kann man den Hund problemlos auch längere Strecken transportieren.

Auch hier gilt: Mit dem unverletzten Hund und genügend Belohnungshäppchen üben!
Eine Verletzung bedeutet auch für den Hund Stress, weitere ungewohnte Handlungen können den Kreislauf zusätzlich belasten.

Akupressur

Unruhiger, gestresster, verängstigter Hund?

Mit der einen Hand beruhigend kleine Kreise sanft zwischen den Schulterblättern Ihres Hundes massieren. Mit der anderen Hand eventuell die Schnauze von unten stützen.

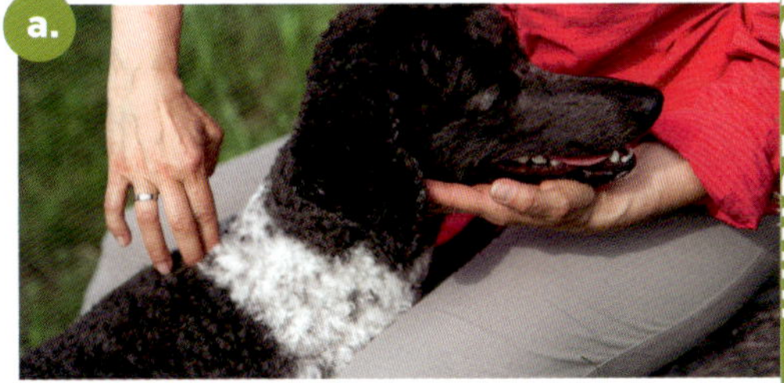

a.

Wichtige Hinweise

Sind Sie nervös und unsicher, überträgt sich das leicht auf Ihren Hund. Daher bitte in brenzligen Situationen Ruhe bewahren und überlegt reagieren. Ihr Hund verlässt sich auf Sie!

Auch Hunde benötigen bei Hitze ausreichend Pausen! Ist es Ihrem Hund zu heiß, bewegt er sich sichtbar verlangsamt und kommt mit dem Hecheln nicht hinterher. Dann möglichst im Schatten ausruhen lassen. Pfoten und Beine mit nicht zu kaltem Wasser nass machen (die Verdunstungskälte kühlt ab). Keinesfalls eiskaltes Wasser aus einem Bach zuführen oder den Hund mit einem nassen Tuch abdecken, beides belastet den Kreislauf zu stark.

Sofort zum Tierarzt bei stark blutenden Wunden oder wenn es dem Hund abrupt schlecht geht (starker, unnatürlicher Speichelfluss, Desorientiertheit, schwankender Gang, schaumiges Erbrechen, extremes Zittern, Krämpfe, Apathie, Kreislaufprobleme, stark beschleunigter, aber sehr schwacher Puls, veränderte Pupillen oder Schleimhäute, Blut in Kot und Urin).

Natürliche Notfall-Snacks

Für den kleinen Notfall-Hunger hält die Natur das ganze Jahr über Snacks bereit.

Hinweise:

- Wie sonst auch bei ungewohnter (Roh-)Kost: Nur kleine Mengen essen, damit Magen und Darm gut damit klarkommen.
- Meiden Sie Straßenränder, Hunde-Wege, an Papiertaschentüchern erkennbare menschliche Notdurft-Orte und die Nähe von Müll jeglicher Art.
- Bitte nehmen Sie immer nur so viel, wie Sie wirklich benötigen.

PFLANZE	ESSBARER PFLANZENTEIL	SEITE	JANUAR	FEBRUAR	MÄRZ	APRIL	MAI	JUNI	JULI	AUGUST	SEPTEMBER	OKTOBER	NOVEMBER	DEZEMBER
1 · Brennnessel	Samen	50							X	X	X	X	X	
2 · Gänseblümchen	Blütenköpfchen	52	X	X	X	X	X	X	X	X	X	X	X	X
3 · Hirtentäschel	Samentaschen	58	X	X	X	X	X	X	X	X	X	X	X	X
4 · Kornelkirsche	Früchte	62								X	X			
5 · Mädesüß	Früchte (jung, spiralförmig)	64								X	X			

Nebensaison Hauptsaison

PFLANZE	ESSBARER PFLANZENTEIL	SEITE	JANUAR	FEBRUAR	MÄRZ	APRIL	MAI	JUNI	JULI	AUGUST	SEPTEMBER	OKTOBER	NOVEMBER	DEZEMBER
6 · Malve	Früchte (noch weich und grün)	66								X	X	X		
7 · Spitzwegerich	Blütenknospen	80					X	X	X					
8 · Springkraut	Samen (schwarz = reif)	82								X	X	X		
9 · Weißdorn	Früchte	86								X	X	X	X	X

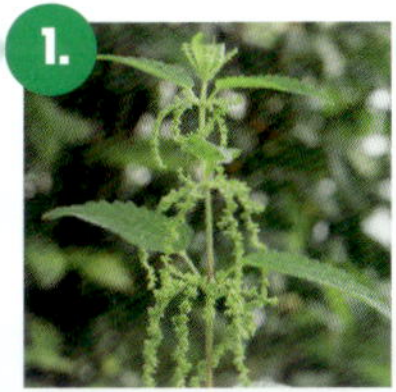
1.

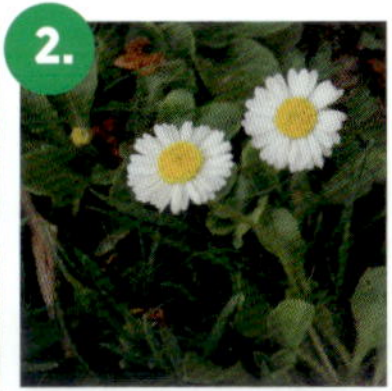
2.

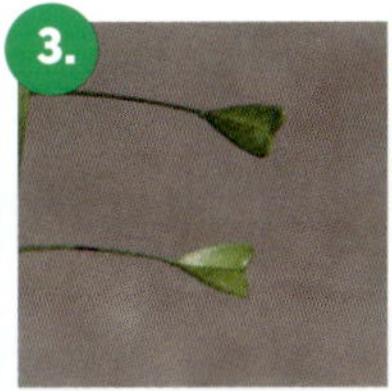
3.

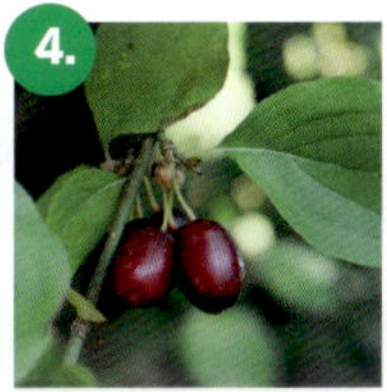
4.

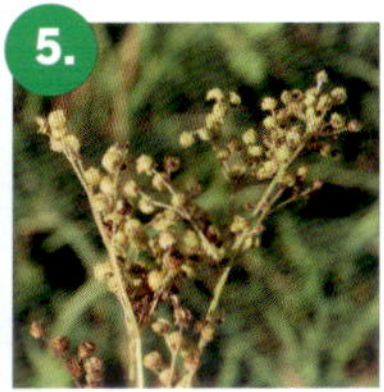
5.

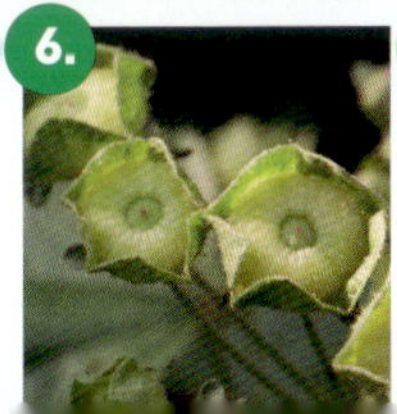
6.

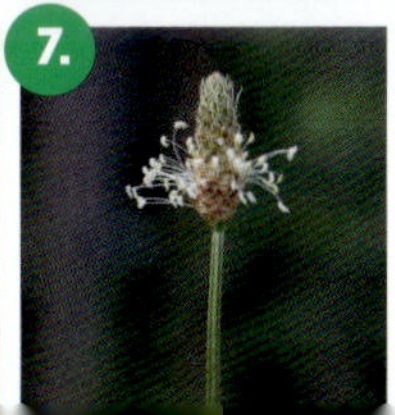
7.

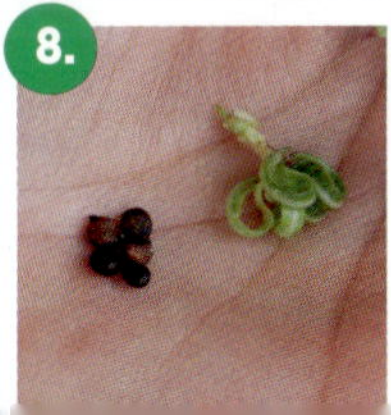
8.

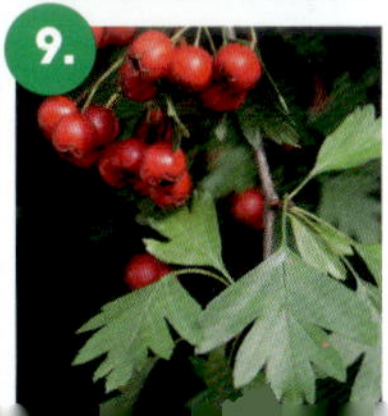
9.

Notfall-Akupressur

1 *Akute Schmerzen wie Darmkrämpfe und akute Blutung wie kindliches Nasenbluten*

Di 4 Den zum Zeigefinger führenden Knochen des Handrückens gedanklich längs halbieren, dann mit dem Finger der anderen Hand auf den Muskel drücken, der neben diesem Knochen liegt, und massieren, bis zu 5 Minuten.

Erste-Hilfe ganzheitlich Bei Bauchschmerzen sanfte Bauchmassage im Uhrzeigersinn versuchen. Bei Nasenbluten etwas Kühles in den Nacken, z. B. Stofftaschentuch mit kaltem Bachwasser tränken. Kopf dabei nicht in den Nacken legen, sondern vornübergebeugt aus den Nasenlöchern bluten lassen, damit kein Blut in den Magen läuft (Gefahr des Erbrechens).

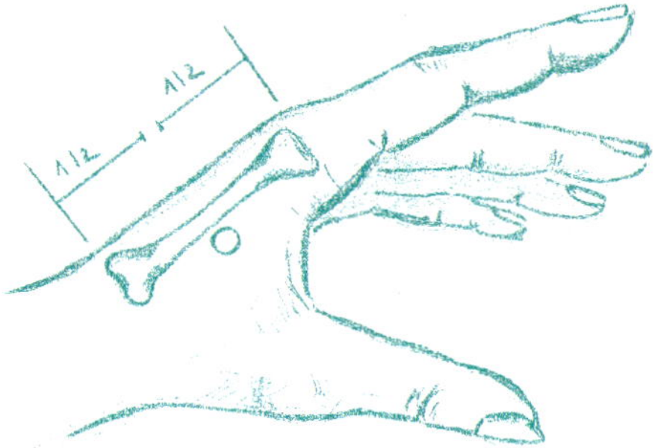

2 Schwindelig bis hin zu ohnmächtig oder gar Schock, Kreislauf-Kollaps, z. B. wegen ungewohnter Anstrengung, Flüssigkeitsmangel oder Schreck

LG 26 im oberen Drittel der Strecke zwischen Nase und Oberlippe. Mit dem Daumennagel Richtung Nase kräftig vibrierend massieren, 30 Sekunden bis 2 Minuten.

Erste-Hilfe ganzheitlich Immer auch die Ursache behandeln, also z. B. Schatten aufsuchen, Flüssigkeit zuführen, Hinlegen und Beine hochlagern etc.

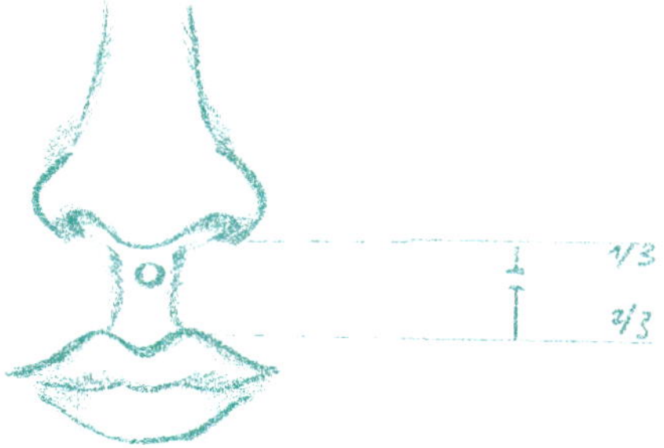

3 Schulter-Nacken-Verspannung vom ungewohnt langen Tragen eines schweren Rucksacks

GB 21 Strecke zwischen Schulter-Rundung und Wirbelsäule halbieren, auf dem höchsten Punkt massieren, bis zu 5 Minuten. Der Punkt liegt bei Frauen oft genau unter dem BH-Träger.

Einfache Prophylaxe Wie groß der Unterschied zwischen einem Billig-Rucksack und Markenqualität ist, merkt man erst nach einiger Zeit, sprich: mitten auf der Wanderung. Mit guten Rucksäcken, die mit persönlicher Beratung gekauft werden, macht Natur mehr Freude.

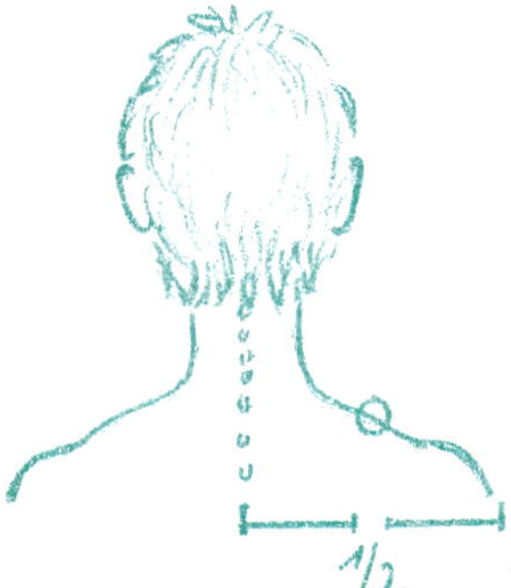

4 *Nerven- und Muskelstärke, z.B. um zu beruhigen und neue Kräfte zu mobilisieren*

Ma 36 4 Finger (ohne Daumen) unterhalb der Kniescheiben-Unterkante und dann 1 Daumenbreite außen seitlich der Schienbeinkante kreisend massieren, bis zu 5 Minuten.

Hinweis: Bei Angabe der Fingerbreite ist immer die der behandelten Person gemeint!

Erste-Hilfe ganzheitlich Viele kleine Pausen, z. B. mit Pflanzenbetrachtung, und sinnvolle Energiesnacks helfen (siehe vital-veganer Wanderkeks, Seite 14), vorzeitiges Schlappmachen zu vermeiden.

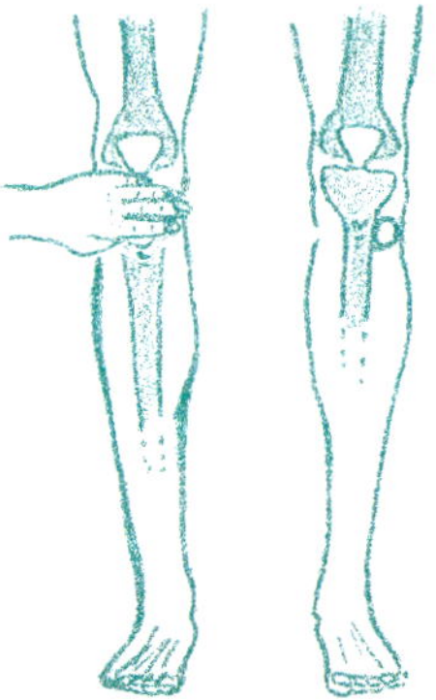

5 *Wadenkrämpfe*

Bl 57 Von der Ferse die Achilles-Sehne hochtasten, dort wo die Muskelbäuche der Wade beginnen, mittig: Kreisend massieren, bis zu 5 Minuten. Danach weiteres, behutsames Dehnen der Wade bei gestrecktem Bein (z. B. durch Hochziehen der Fußspitze).

Erste-Hilfe ganzheitlich Magnesium aus dem Wanderkeks oder aus einem Basenpulver (siehe Seite 4).

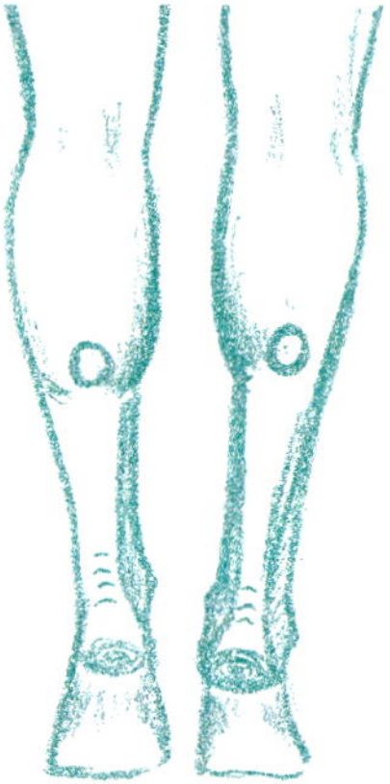

6 *Beruhigen bei aufkommender Angst*

LG 20 Mit dem Finger von der Stirnmitte auf dem Mittelscheitel nach hinten zum höchsten Punkt des Kopfes fahren, dort, wo der Schädelknochen wieder nach hinten unten abknickt. Dabei am besten hinter die Person stellen und mit der freien Hand die Stirn halten, das beruhigt. Am Punkt sanft kleinkreisig massieren, bis zu 5 Minuten.

Erste-Hilfe ganzheitlich „An die Hand nehmen" tut nicht nur Kindern gut. Pause machen, sich orientieren, Faktenlage checken, Keks essen.

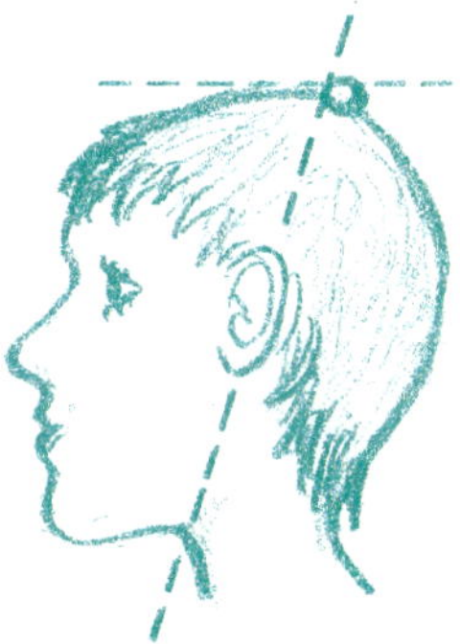

7 *Allergische Reaktion, z. B. nach Berühren einer Allergie-auslösenden Pflanze oder nach Insektenstich*

Di 11 Bei angewinkeltem Arm, am Ende der so entstehenden Ellenbeugen-Falte außenseitig, in der Tiefe massieren, bis zu 5 Minuten.

Bei bekannter Allergieneigung Immer und überall das eigene Notfallset dabeihaben. Zusätzlich organisch verfügbares Kalzium (wie in einigen Basenpulvern) zuführen.

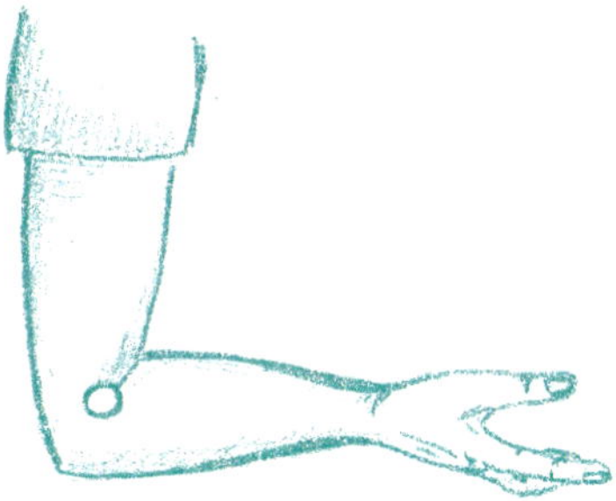

Natur-Hits für Kids

Sehr anhänglich: die „Bio-Brosche“

Zwickt Euch ein Stück Klettenlabkraut ab und werft es jemandem an die Kleidung. Bitte nicht ins Haar, das wäre gemein und würde ziepen beim Rausmachen.

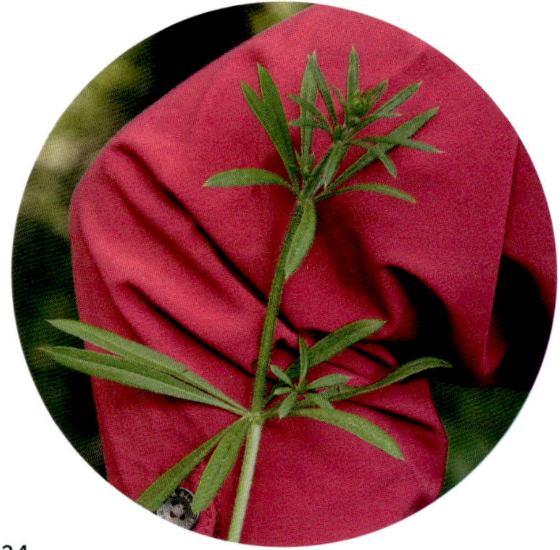

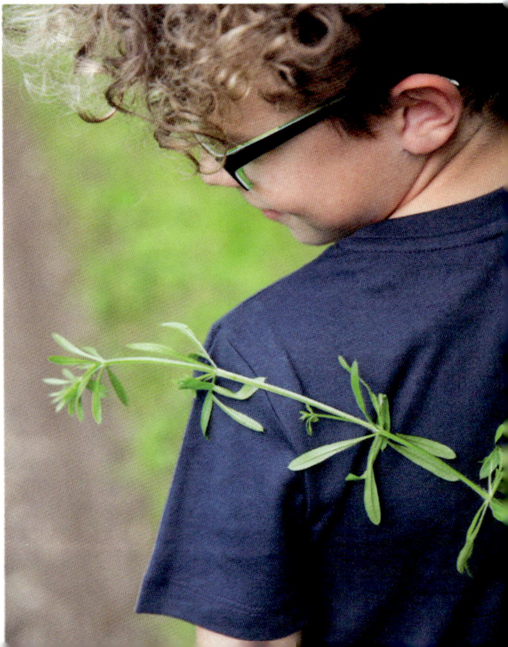

Sauer macht undurstig

Sauerklee: Knabbert mal an den Blättern, die sind ganz schön sauer! Das hilft, den ersten Durst zu lindern. Bitte nicht dort pflücken, wo Müll liegt oder Hunde Gassi gehen.

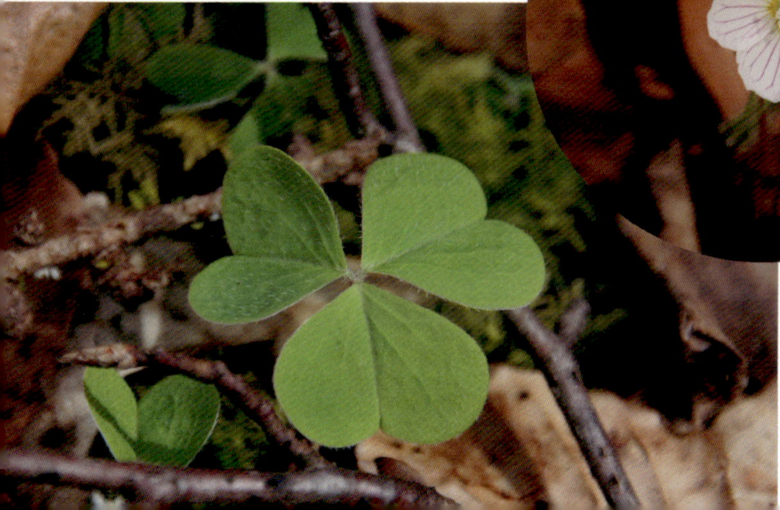

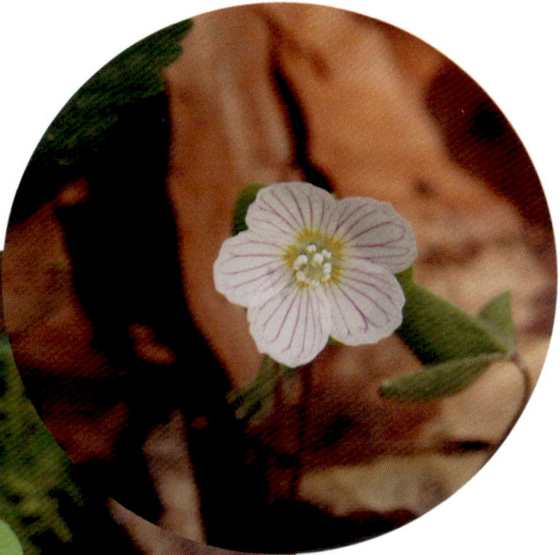

Davonhüpfende Nascherei

Samen des Springkrauts: Drückt mal die dicken Samenbeutel des Springkrauts – zack, springen die leckeren Samen einfach weg. Haltet beim nächsten Mal die Hand darunter, damit die essbaren Samen direkt in Eure Hand hineinhüpfen.

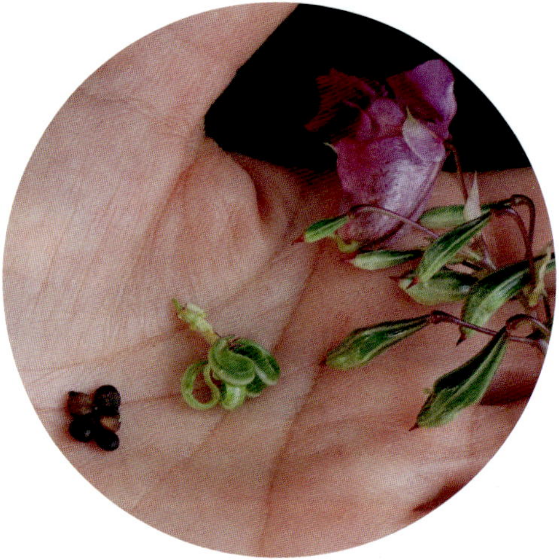

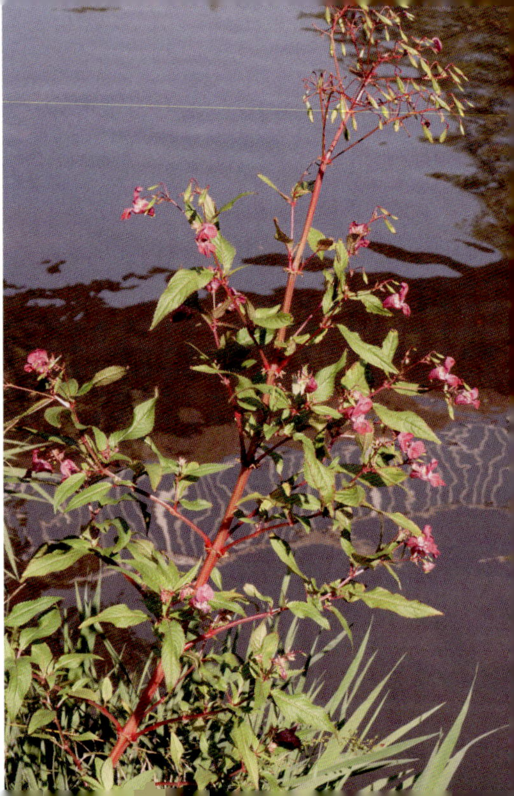

Bio-Schirm

Hier kommt das tolle kleine Mini-Taschenmesser zum Einsatz, denn die Stängel der Pestwurz sind ganz schön mächtig. Die riesigen Blätter könnt Ihr sowohl als Sonnenschirm als auch gegen Regen nutzen.
Und hier könnt Ihr auch gleich beobachten, wie wichtig der Boden für die Pflanzen ist: Dieser Bio-Schirm hält leider nicht lange, wenn der Stängel gekappt ist. Aber bis zum nächsten Schatten oder gegen einen kleinen Regenguss sind die großen Blätter genau richtig.

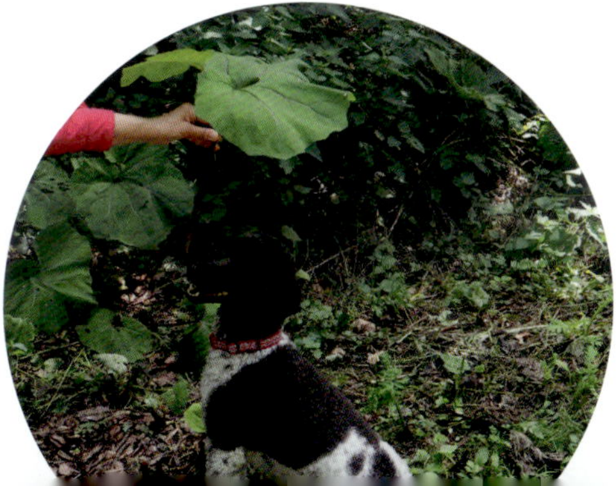

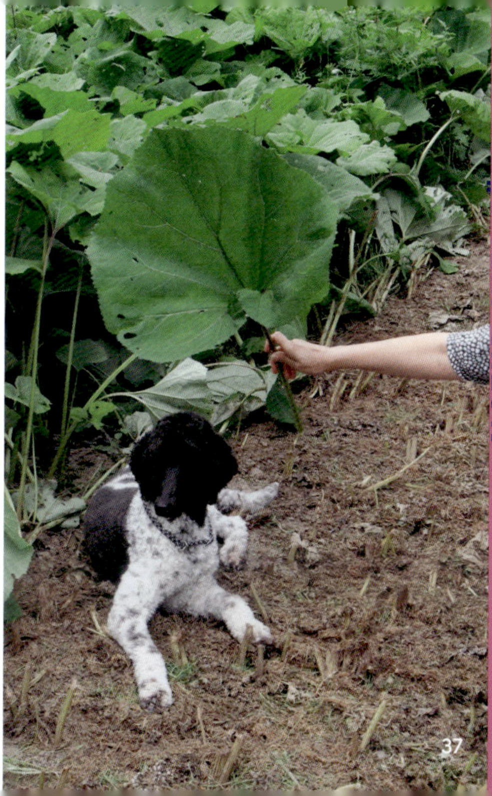

HEILPFLANZEN

Mit diesem Buch möchten wir auch denen eine Hilfe an die Hand geben, die keine großen oder noch gar keine Pflanzenkenntnisse haben. Deshalb sind hier Texte und Bilder so aufeinander abgestimmt sowie Blätter und Blüten entsprechend beschrieben, dass alles zusammen eine sichere Bestimmung der Pflanzen gewährleistet.
Generell sei aber darauf hingewiesen, dass gerade auch Ungeübte tatsächlich nur solche Pflanzen verwenden, die sie zweifelsfrei erkennen, und sich besser zunächst auf die beschränken, die gleichzeitig blühen oder Früchte tragen. So lassen sich viele Verwechslungen von vornherein ganz leicht vermeiden. Ein Beispiel sind Odermennig, Mädesüß und Wiesenknopf, die auf den ersten Blick ähnliche Blätter haben, aber deutlich unterschiedliche Blüten.
Für die Pflanzenkundigen sei Folgendes angemerkt: Wir haben versucht, für Laien möglichst eindeutige, teilweise intuitiv verständliche Begriffe zu verwenden (z. B. Teilblättchen statt Fiederblättchen), und unterscheiden beispielsweise auch nicht zwischen gezähntem und gesägtem Blattrand. Im Notfall geht es um ein sicheres und schnelles Erkennen sowie um eine ebensolche Reaktion. Beides hoffen wir, in unserer Kombination von Bildern und Texten zu ermöglichen.
Außerdem lohnt sich immer die Teilnahme an den von Naturpädagogen, ausgebildeten Wildpflanzenexperten oder Biologen geführten Sammelspaziergängen, die inzwischen in fast allen Gemeinden angeboten werden.

Nur Pflanzen verwenden, die eindeutig erkannt werden!

3fach-Check: Foto, Beschreibung und Zeichnung mit der Pflanze vor einer Ersten-Hilfe-Maßnahme abgleichen!

Bei Zweifeln oder bekannten Allergien und Unverträglichkeiten: Finger weg!

Ahorn (Feld-) · *Acer campestre*

Höhe bis 15 m

Laubwälder, Gebüsche

Blütezeit: April–Mai
verwendbar: April–September

Verwechslungen

- mit anderen Ahornarten: unkritisch

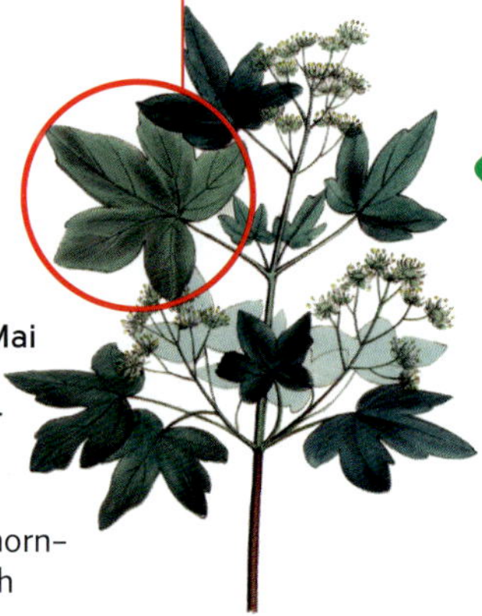

- **Prellungen, Quetschungen, Verstauchungen:** Blätter zerreiben oder ankauen, auftragen und fixieren
- **Insektenstiche:** Blätter zerreiben oder ankauen, auftragen und fixieren

- kleiner bis mittelgroßer Baum oder Strauch
- Blätter: 5-lappig, die 3 mittleren Lappen jeweils mit 2 rundlichen Ausbuchtungen
- Früchte: je zwei Flügelfrüchte an einem Stiel, waagrecht gegenüberstehend

Gut zu erkennen an:

- typisch geformte Blätter und waagrecht gegenüberstehende geflügelte Früchte

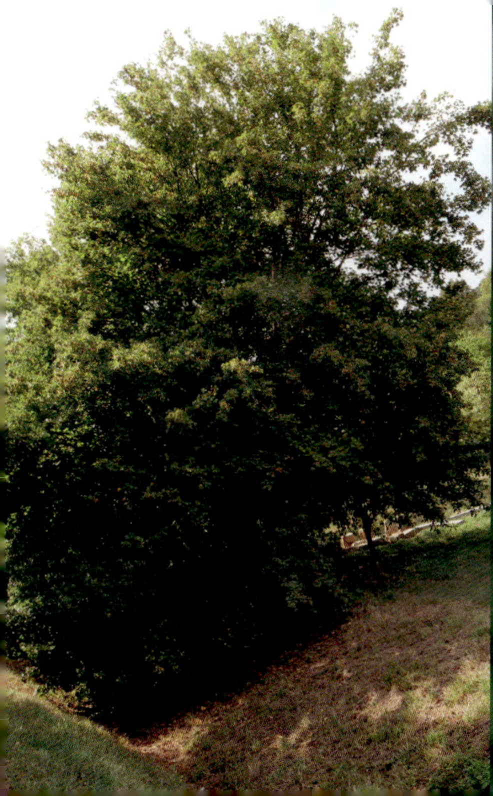

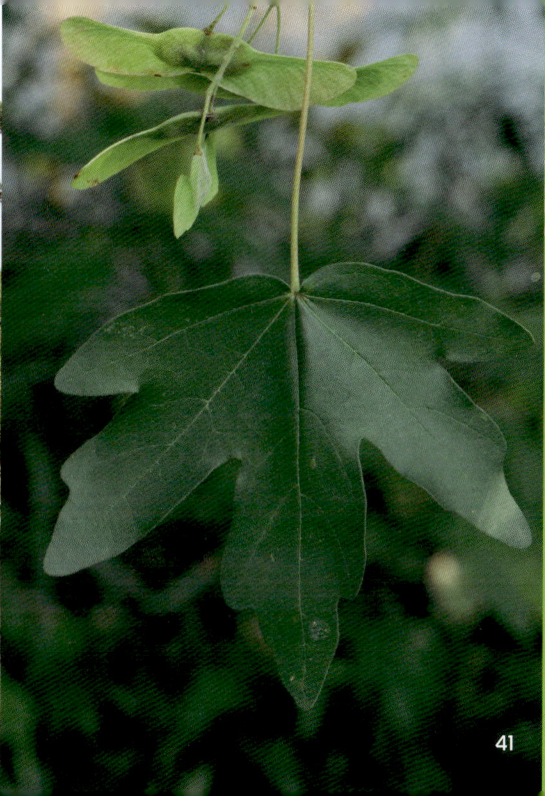

Beifuß (Gewöhnlicher) · *Artemisia vulgaris*

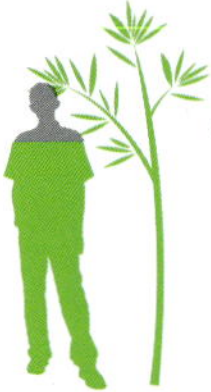

50–250 cm

Wegränder, Ufer, Ödflächen, Äcker

Blütezeit: Juli–Oktober
verwendbar: Juni–November

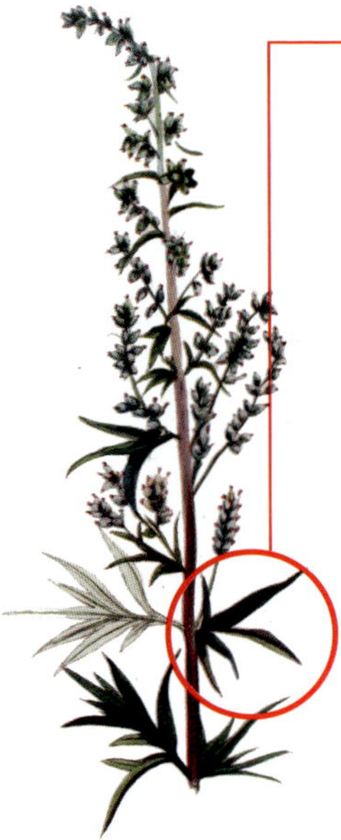

- Einreiben mit Blättersaft zum **Abschrecken von Insekten**
- **Bei müden Füßen** Blätter in die Schuhe, auch Einreiben der Füße mit zerquetschten Blättern

- Blätter: Unterseite filzig grauweiß behaart, Oberseite grün und unbehaart
- Blätter zerschlitzt bis eingeschnitten
- Stängel: rötlichbraun
- Blüten: winzig, in kleinen gelblichen oder rötlichbraunen Körbchen

Verwechslungen

- mit anderen Beifuß-Arten: unkritisch, aber auch hier allergische Reaktionen möglich
- Beifuß-Ambrosie (Ambrosia artemisiifolia): unkritisch (deren Blätter auf Unterseite nicht grauweiß filzig, sondern beidseitig behaart)

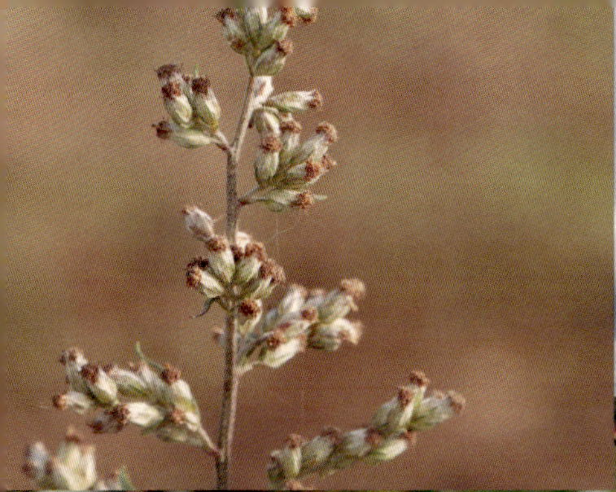

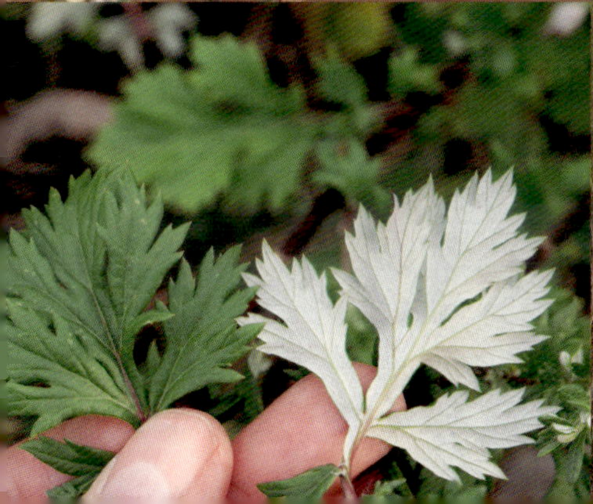

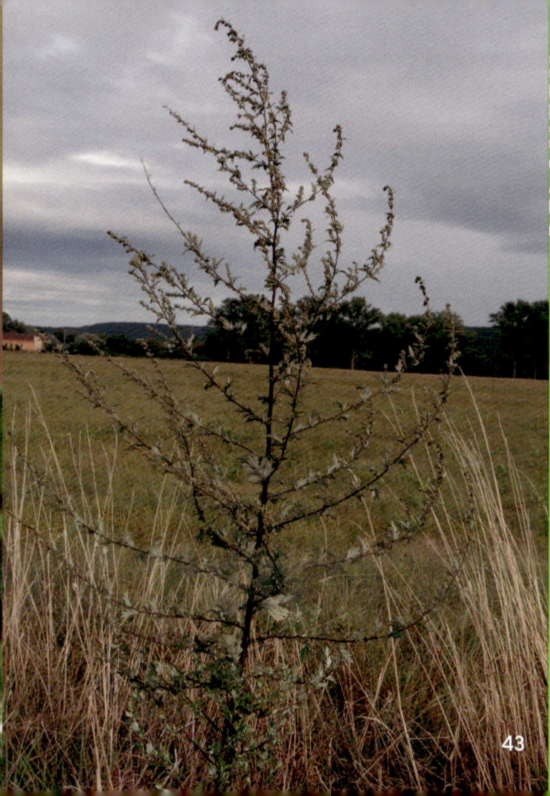

Beinwell (Gewöhnlicher) · *Symphytum officinalis*

30–100 cm

feuchte Wiesen, Ufer, Gräben

Blütezeit: Mai–Juli
verwendbar: Mai–Juli (sofern blühend)

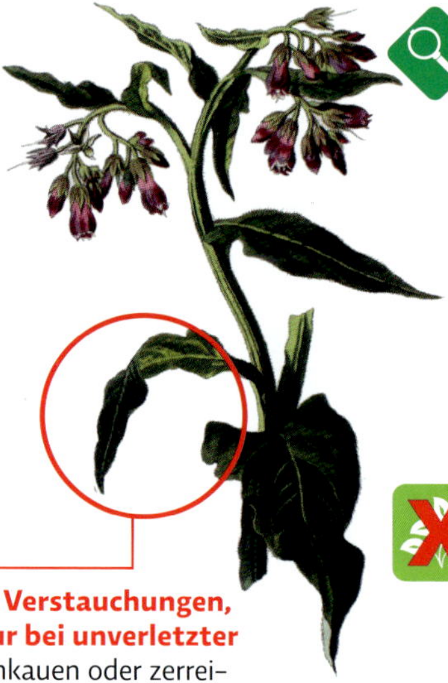

- **Prellungen, Quetschungen, Verstauchungen, Blutergüsse (nur bei unverletzter Haut):** Blätter ankauen oder zerreiben (nicht schlucken), auftragen und fixieren

- Pflanze behaart, fühlt sich rau an
- Blätter: bis 25 cm und borstig-rau, sie laufen am Stängelansatz weiter den Stängel hinunter
- Blüte: violett oder gelb, lang röhrenförmig, bis 2 cm
- verwelkte Blüten besitzen einen langen, weißen Griffel, der aus den grünen Kelchblättern ragt

Gut zu erkennen an:

- Blattansatz am Stängel nicht hart abgegrenzt, sondern am Stängel weiterlaufend

Verwechslungen

- Kann nur dann mit den weichen, unterseits graufilzigen Blättern des giftigen Fingerhuts (Digitalis-Arten) verwechselt werden, wenn die Pflanze nicht blüht. Daher Beinwell zur Sicherheit nur blühend verwenden!

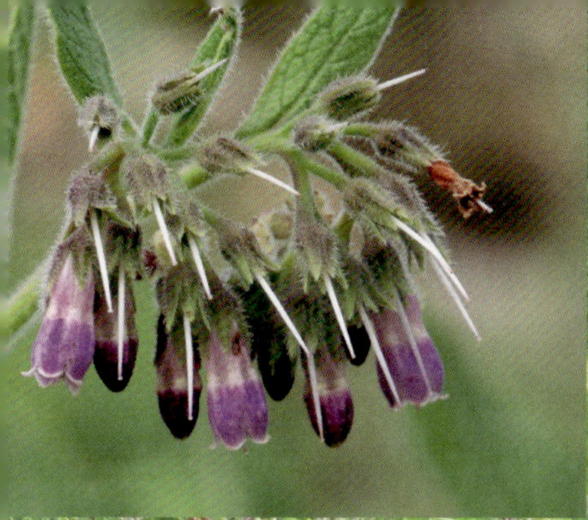

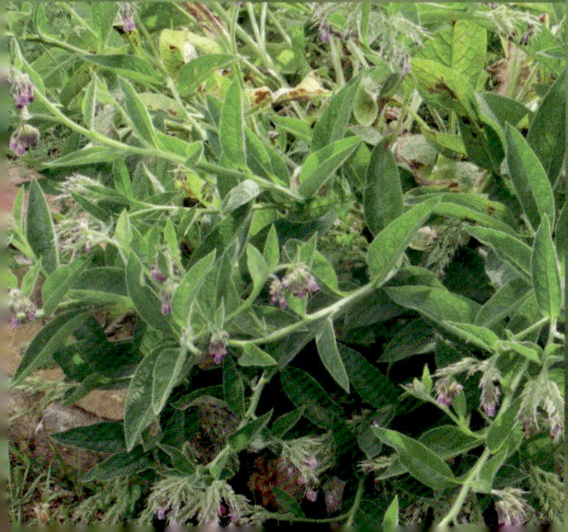

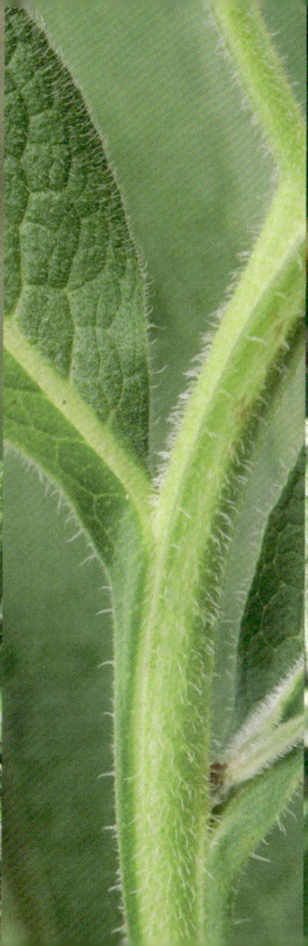

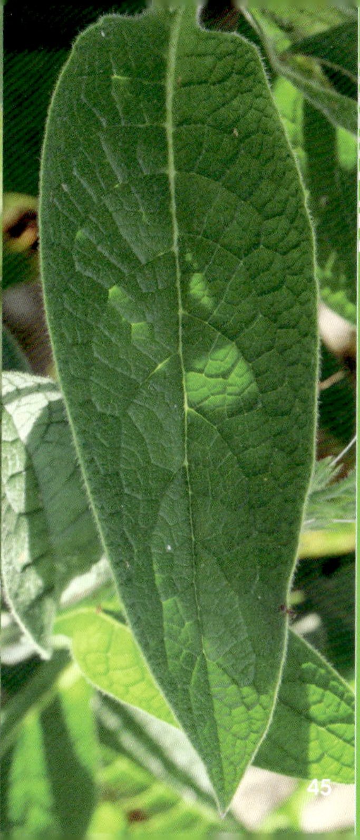

Braunelle (Gewöhnliche) · *Prunella vulgaris*

10–25 cm

Wiesen, Rasen, Wegränder

Blütezeit: Juni–November
verwendbar: Juni–September

Verwechslungen

- Große Braunelle (Prunella grandiflora): unkritisch (Blüten 2–2,5 cm; oberstes Blattpaar mit Abstand zum Blütenstand).

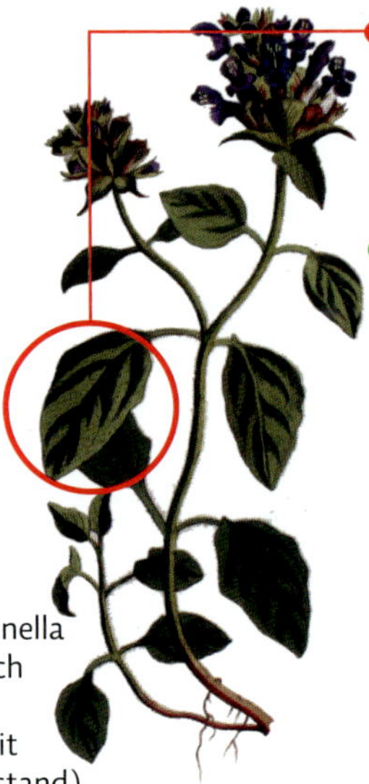

- **Wunden:** Blätter ankauen oder zerreiben, auf betroffene Stelle geben und fixieren.
- **Entzündungen im Mund:** kauen, danach ausspucken

- Blüten: blau, mit Ober- und Unterlippe, bis 1,5 cm
- Oberlippe fast gerade, nur leicht gewölbt
- Blätter: einfach, schwach gekerbt und gegenüberstehend
- oberstes (großes) Blattpaar direkt unter dem Blütenstand
- ohne Blüten schwer zu erkennen bzw. zu finden

Gut zu erkennen an:

- Blütenstand sieht aus wie ein Miniatur-Kiefernzapfen mit blau-lila Blüten

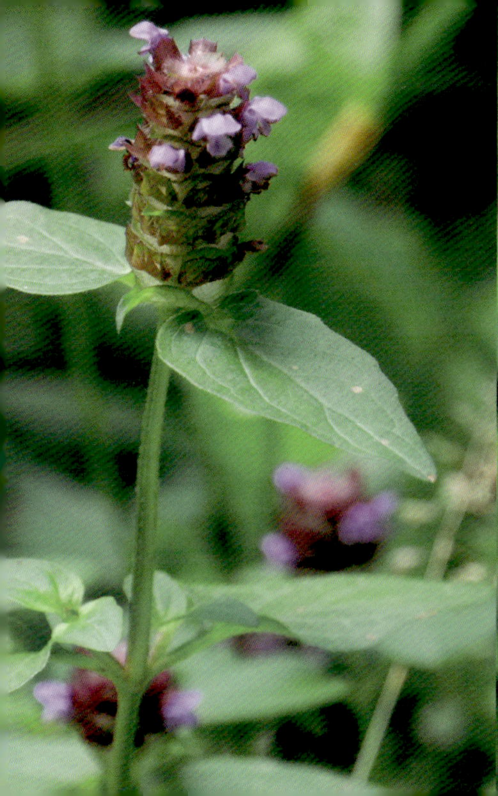

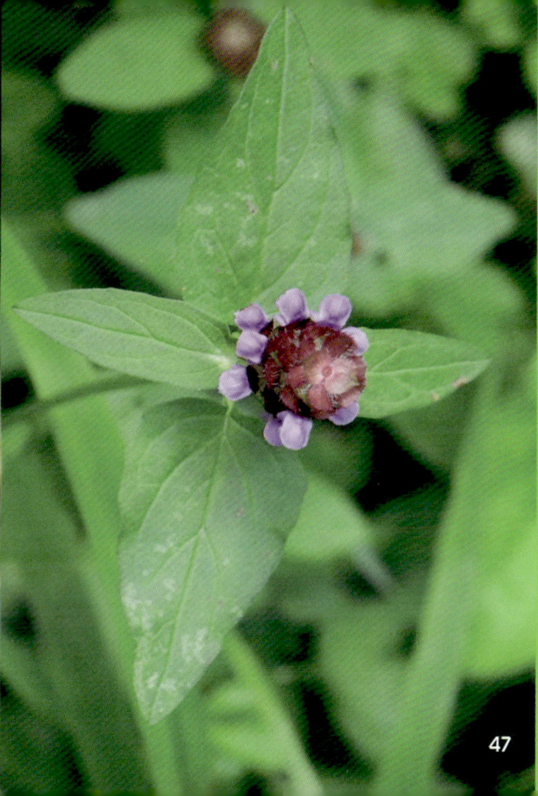

Breitwegerich · *Plantago major*

5–40 cm

Essbare Pflanzenteile:
Blütenknospen:
Juni–August

Wiesen, Wegränder, Ödflächen

Blütezeit:
Juni–Oktober
verwendbar:
April–November

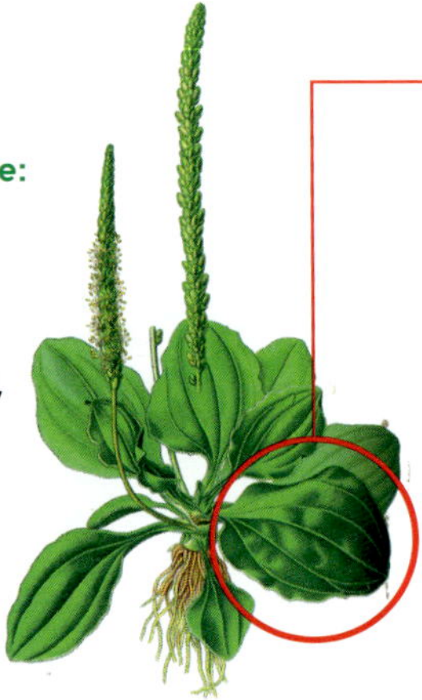

- **Blasen** (auch vorbeugend): Blätter zwischen Fuß und Socke anbringen
- **Wunden:** Blätter zerdrücken oder ankauen und auf Wunde fixieren
- **Quetschungen, Prellungen:** Blätter ankauen oder zerdrücken und auf der Verletzung fixieren

- Blätter: fast so breit wie lang
- Blätter lang gestielt
- Blätter unterseits nicht graufilzig
- 5–10 parallele Blattadern, auf der Unterseite stark hervortretend
- Blütenstände deutlich länger als 3 cm

Gut zu erkennen an:

- Blattadern auf der Unterseite deutlich hervortretend (3-D-Effekt)

Verwechslungen

- Mittlerer Wegerich (Plantago media): unkritisch (Blätter ohne langen Stiel und meist direkt am Boden anliegend)

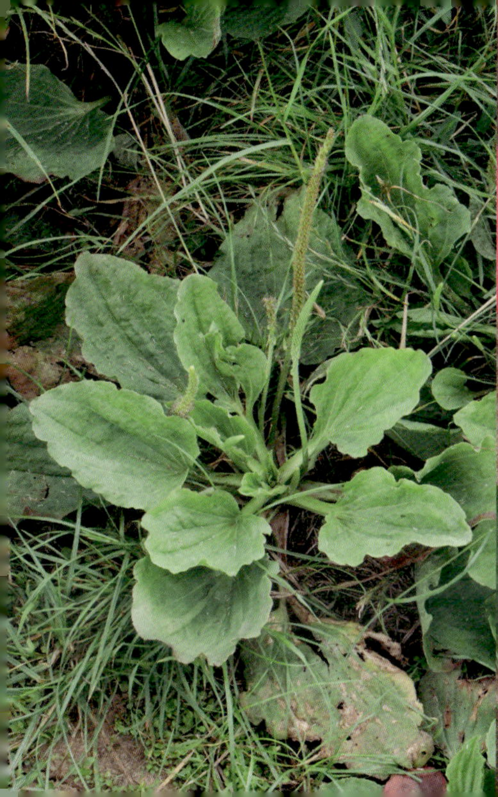

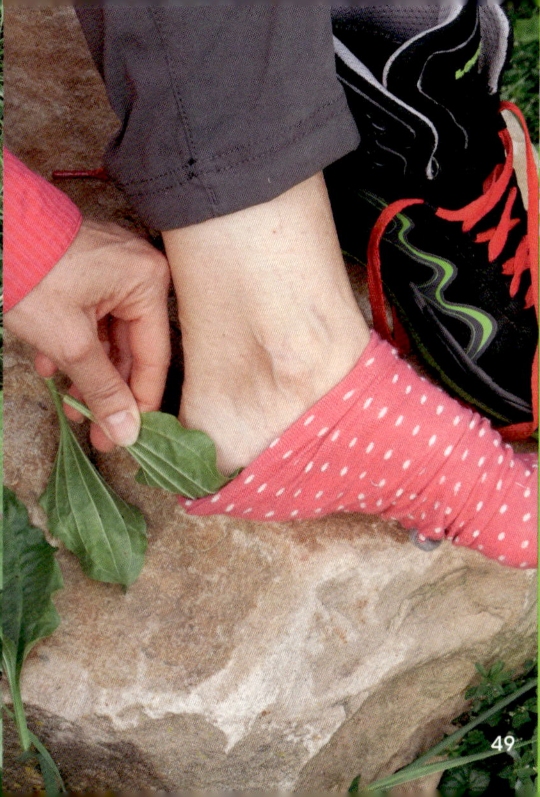

Brennnessel (Große) · *Urtica dioica*

50–180 cm

Essbare Pflanzenteile:
Samen:
Juli–Oktober

lichte Wälder, Wegränder, Ödflächen

Blütezeit:
Juni–Oktober
verwendbar:
April–November

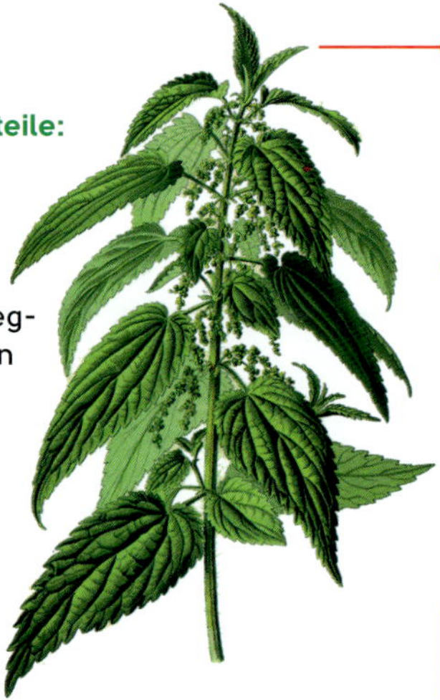

- **bei Arthritis und Rheuma** mit ganzer Pflanze leicht auf die betroffene Stelle klopfen (zur Ernte Handschuhe tragen)

- Blätter: spitz zulaufend mit gezähntem Blattrand
- Blätter mit Brennhaaren
- Blüten: unscheinbar grünlich
- Samen nur auf weiblichen Pflanzen: Blütenstände nach unten hängend und dunkelgrün

Gut zu erkennen an:

- brennt bei Berührung

Verwechslungen

- Kleine Brennnessel (Urtica urens): unkritisch, gleiche Verwendung (kleiner als 60 cm, Blätter kleiner als 5 cm)

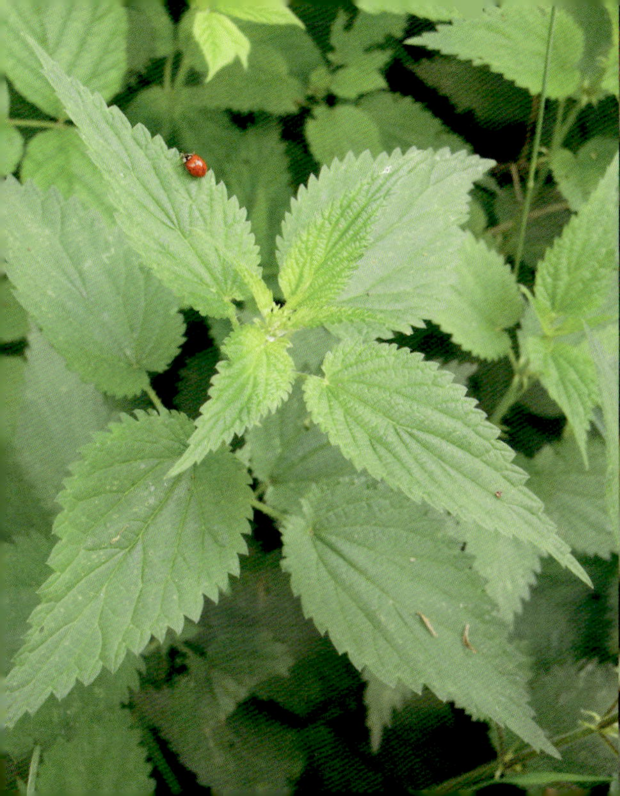

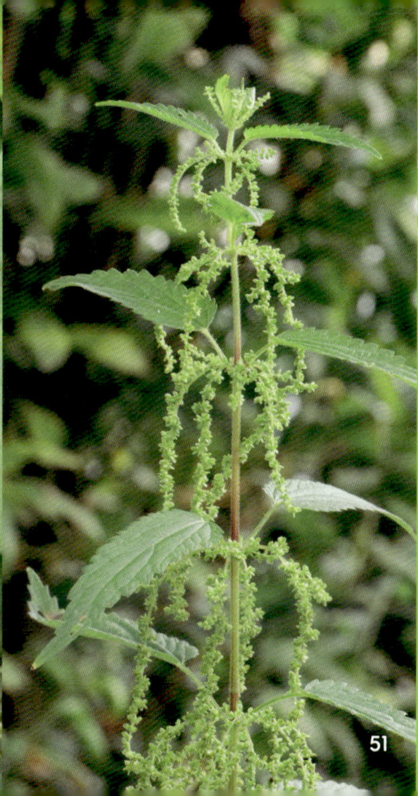

Gänseblümchen (Ausdauerndes, mehrjähriges) · *Bellis perennis*

5–15 cm

Essbare Pflanzenteile:
Blütenköpfe und Blätter: Januar–Dezember

Wiesen, Rasen

Blütezeit:
Januar–Dezember
verwendbar:
Januar–Dezember

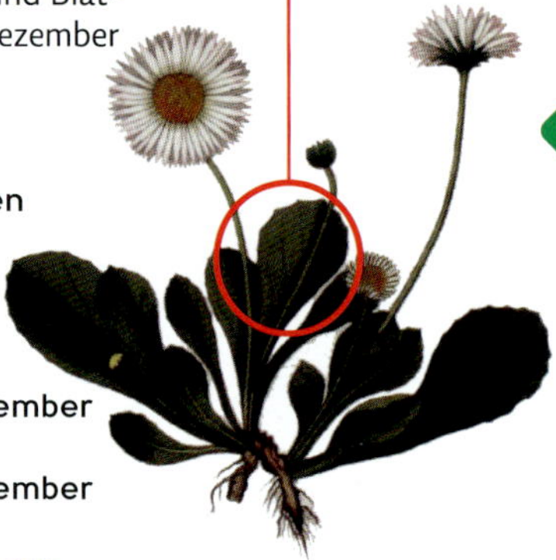

Verwechslungen

- Alpenmaßliebchen (*Bellidiastrum michelii*): unkritisch (an schattigen, feuchten Stellen, in den Alpen und im Alpenvorland)

- **Insektenstiche, Prellungen, Quetschungen, Verstauchungen, Zerrungen:** Blätter ankauen oder zerreiben, auftragen und fixieren

- weiße Zungenblüten, außen manchmal ins Rosa übergehend
- winzige gelbe Blütchen innen
- Blüten: einzeln, nicht beblättert
- Blätter: einfach, oval, leicht gekerbt und in grundständiger Rosette
- Stängel nicht beblättert

Gut zu erkennen an:

- blüht das ganze Jahr über
- kleiner Blütenstand kommt einzeln aus dem Boden

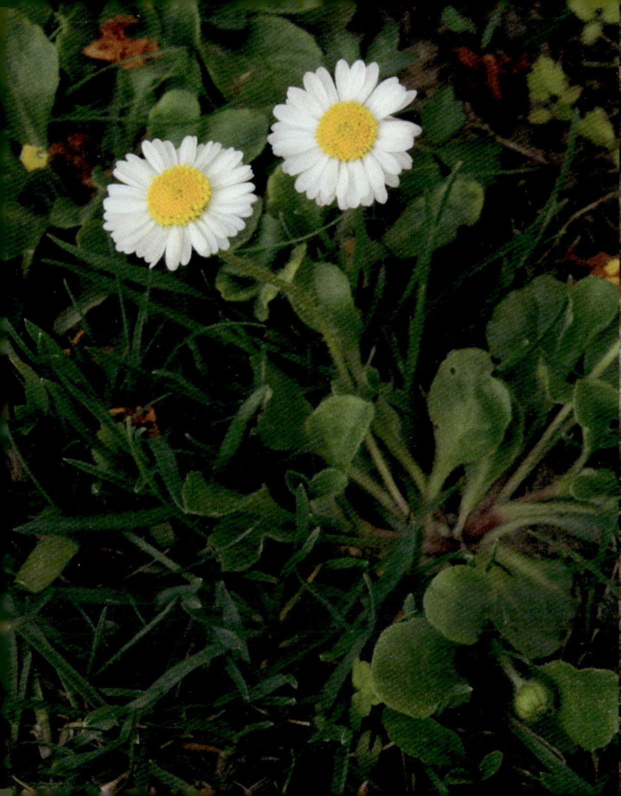

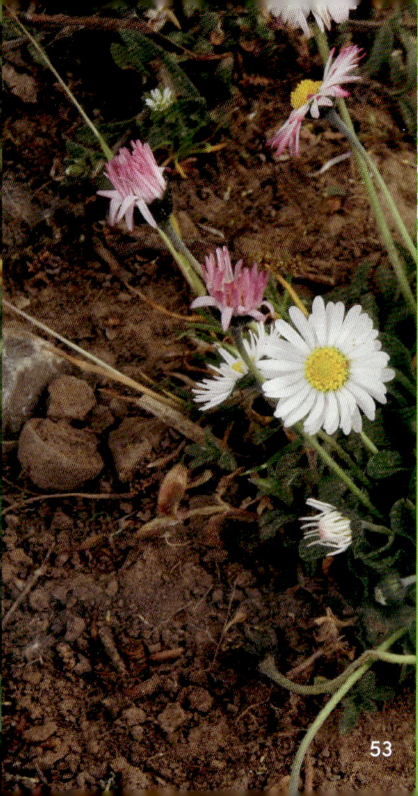

Giersch (Gewöhnlicher) · *Aegopodium podagraria*

50–90 cm

Essbare Pflanzenteile:
Blätter, vor allem hellgrüne, junge Blättchen (s. Tipp auf Seite 90): April–November

Gebüsche, lichte Wälder, Hecken (eher schattig)

Blütezeit:
Mai–September
verwendbar:
April–November

Verwechslungen

- unter Beachtung der ersten vier botanischen Erklärungen rechts eindeutig

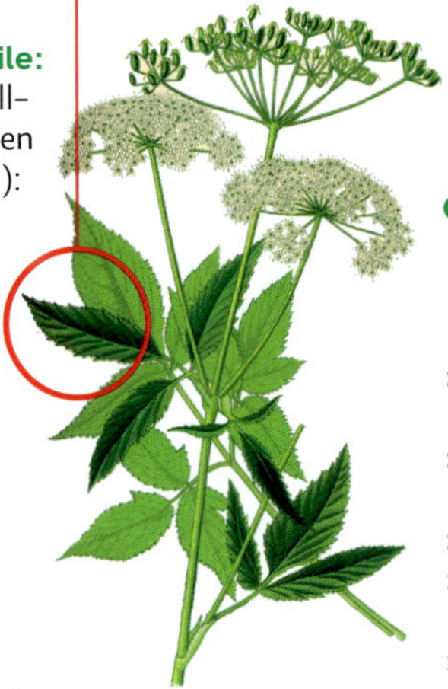

- **Insektenstiche, Wunden und leichte Verbrennungen:** Blätter ankauen oder zerreiben, auf betroffene Stelle geben und fixieren.

- Blätter verzweigen sich dreifach, diese Verzweigung dann nochmals dreifach
- 9 Buchenblatt-ähnliche, oft leicht asymmetrische (Teil-) Blätter pro Stiel
- Blattstiele: im Querschnitt dreieckig bis leicht V-förmig
- Blätter: unbehaart, glatt, mit fein gezähntem Blattrand
- petersilienartiger Geruch
- Blütenstiele entspringen alle an einer Stelle, direkt darunter sind keine Blätter
- Blütenstiele verzweigen sich nochmals, auch hier direkt darunter keine Blätter

Gut zu erkennen an:

- dreieckiger Blattstiel-Querschnitt

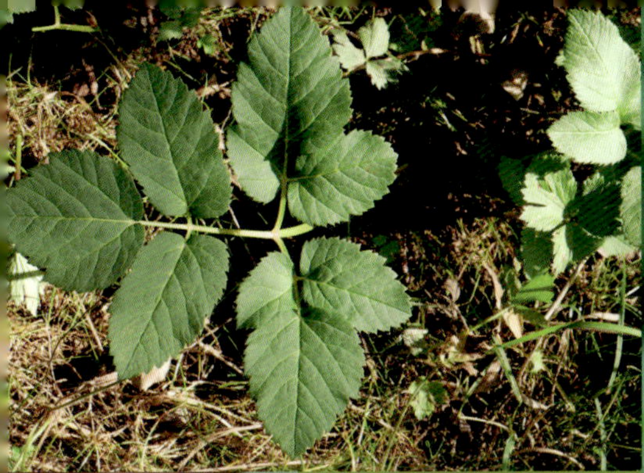

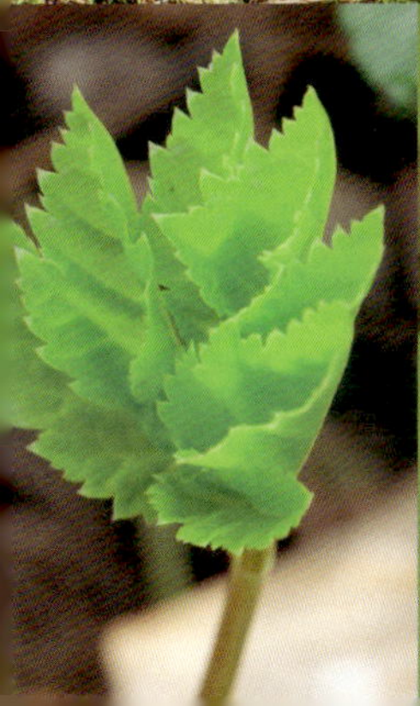

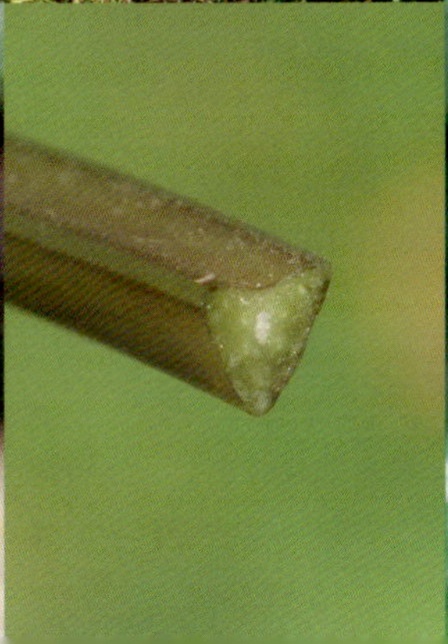

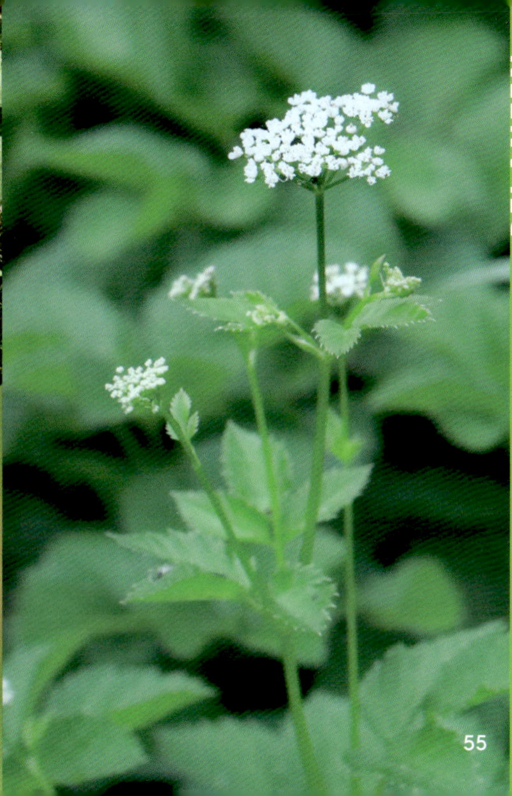

Gundermann (Echter) · *Glechoma hederacea*

10–30 cm

Essbare Pflanzenteile:
Blätter: März–Juni

Wiesen, Wälder, Wegränder

Blütezeit:
März–Juni
verwendbar:
Januar–Dezember

Verwechslungen
- Knoblauchsrauke (*Alliaria officinalis*): unkritisch
- Echte Nelkenwurz (*Geum urbanum*): unkritisch

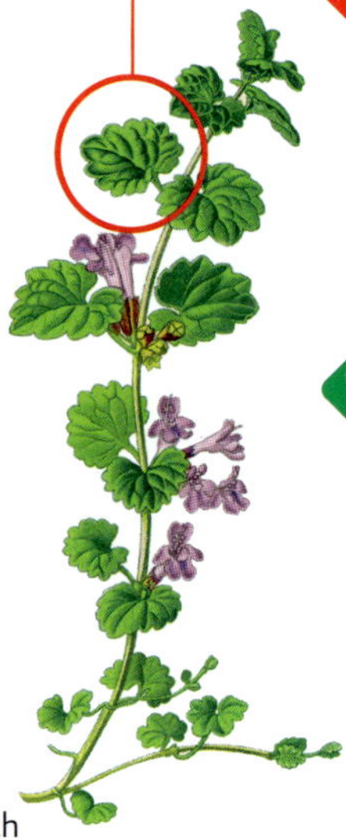

- **Wunden,** auch eiternd: Blätter ankauen oder zerreiben, auftragen und fixieren
- **Blutergüsse und Quetschungen:** Blätter auspressen und Saft auftragen
- Blätter zur **Atemerfrischung** kauen

- Blätter: nieren- bis herzförmig mit rundlichen Einkerbungen
- Blattstiel etwa so lang wie Blatt
- Lippenblüte mit Ober- und Unterlippe
- Blüten: innen oft mit 2 dunkelvioletten Flecken
- Blüten meist zu mehreren an Blattansatz
- Pflanze kriecht am Boden entlang, mit Ausläufern

Gut zu erkennen an:
- dunkelviolette Flecken auf der lilafarbenen Blüte

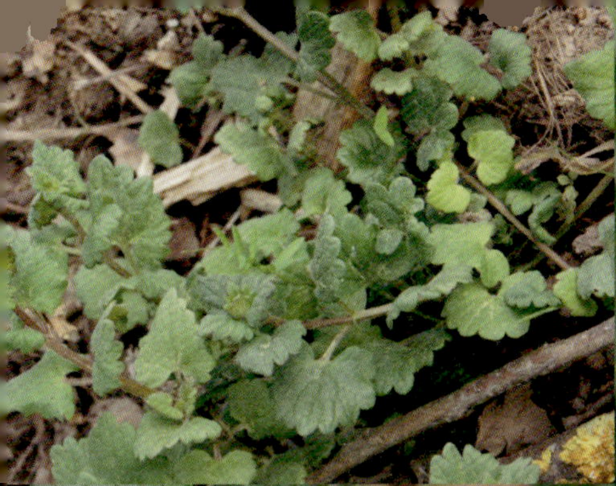

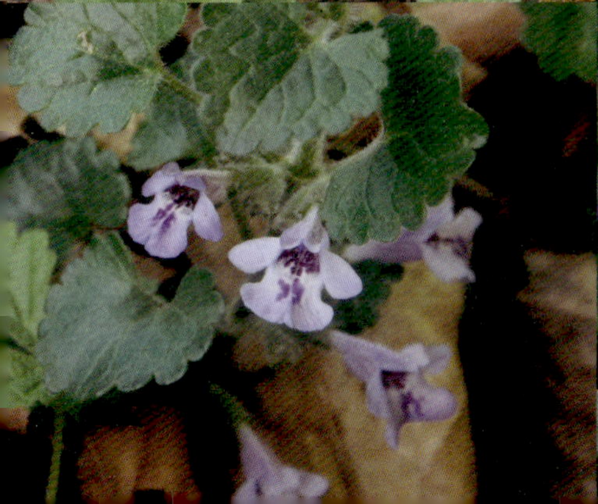

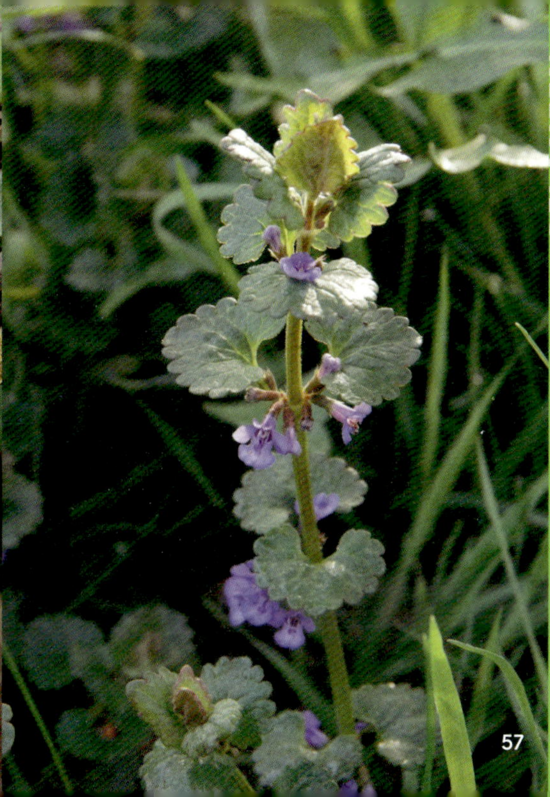

Hirtentäschelkraut (Gewöhnliches) · *Capsella bursa-pastoris*

20–60 cm

Essbare Pflanzenteile:
Früchte (Samentaschen):
Januar–Dezember

Äcker, Wege,
Ödflächen

Blütezeit:
Januar–Dezember
verwendbar:
Januar–Dezember (wenn
Früchte vorhanden

Verwechslungen

- verschiedene Hellerkräuter (Thlaspi): unkritisch (deren Früchte haben ein verdicktes Zentrum, sind am Rand flach und insgesamt eher rundlich)

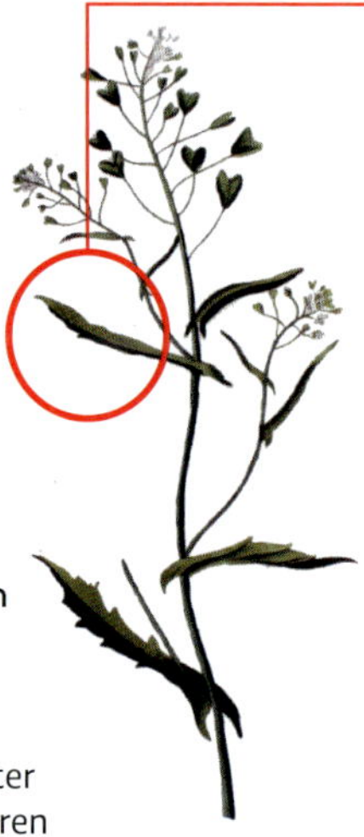

- **Wunden:** Blätter ankauen oder zerdrücken und auf Wunde fixieren
- **Nasenbluten:** Blätter zerdrücken oder ankauen und in die Nase stecken. Auch mit in Blattsaft getränkter Watte möglich.

- Blätter: die meisten in einer Rosette am Boden
- Blätter: Blattansatz am Blütenstiel rechts und links um den Stiel herum
- Früchte: auf die Spitze gestelltes Dreieck, am schmalen Ende eingekerbt, gleichmäßig dick

Gut zu erkennen an:

- typisch dreieckige Frucht

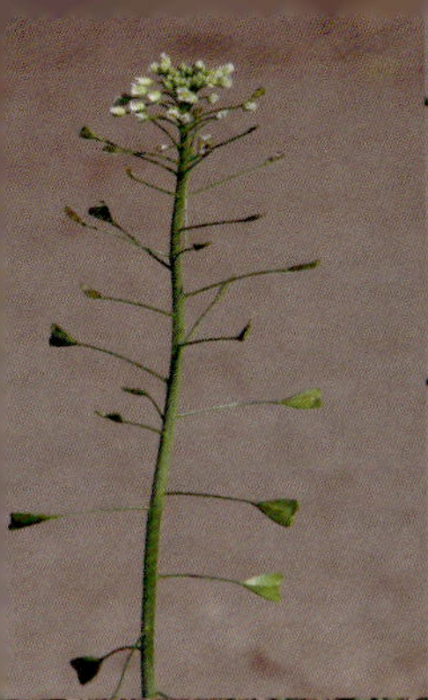

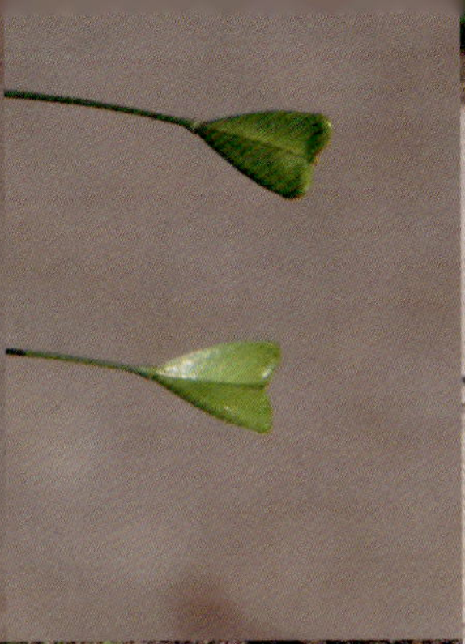

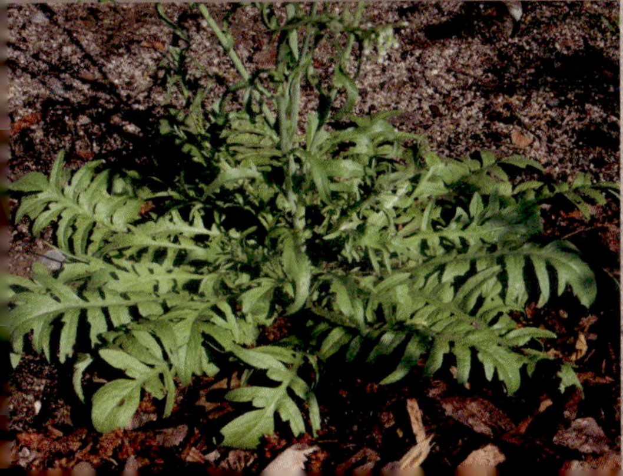

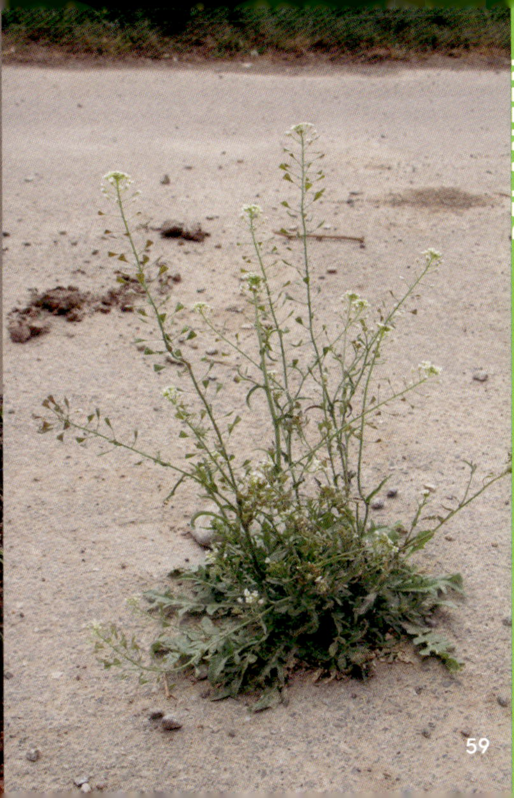

Klettenlabkraut · *Galium aparine*

50–200 cm

Ödflächen, Wegränder

Blütezeit: Mai–Oktober
verwendbar: April–November

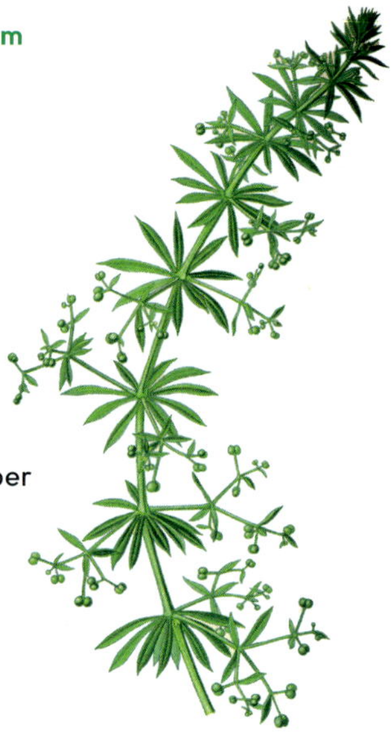

Mit Kids die Natur entdecken: oberen Teil der Pflanze abzupfen und an Händen oder Kleidung haften lassen

- Blätter: schmal und rosettenartig um den Stängel verteilt
- ganze Pflanze haftet klettig an Kleidern und sogar Haut
- Blüten: nur wenige, klein mit 4 Blütenzipfeln
- Früchte: rundlich, auch klettig haftend

Gut zu erkennen an:

- Klebenbleiben an Kleidung

Verwechslungen

- andere Labkräuter: unkritisch (alle nicht klettig haftend)

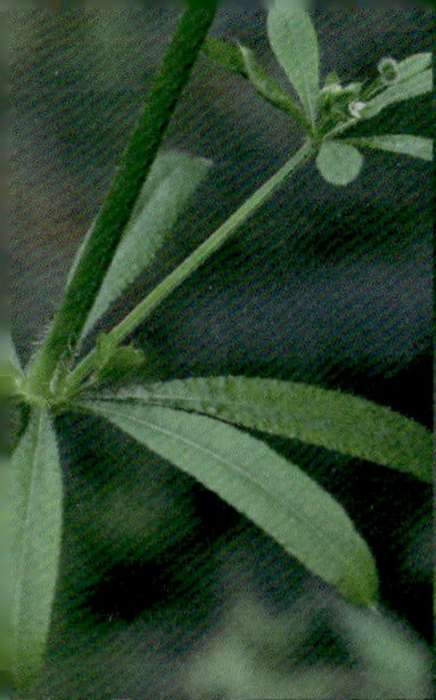

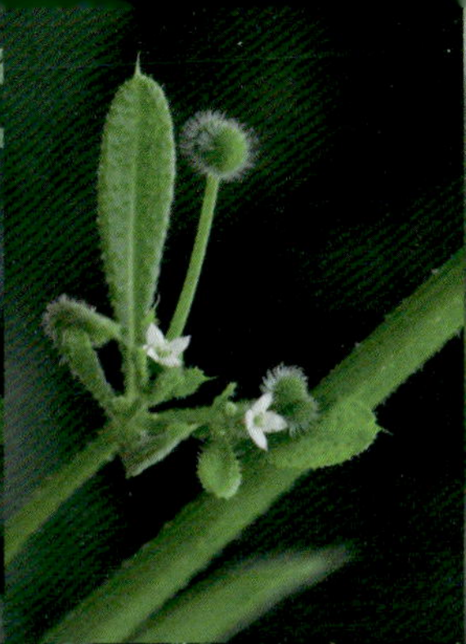

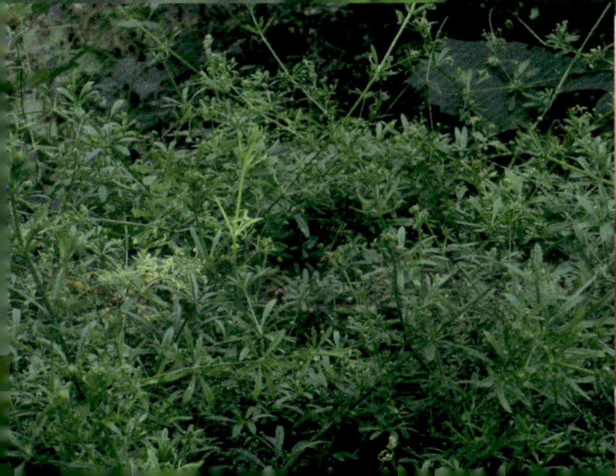

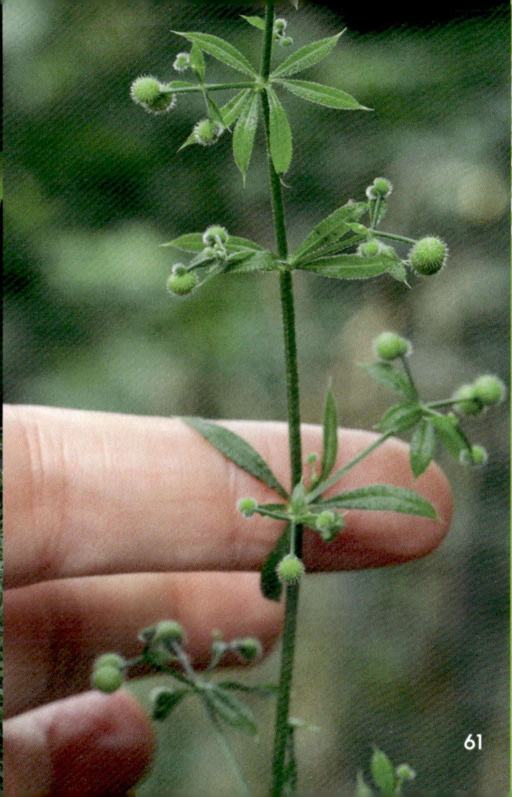

Kornelkirsche · *Cornus mas*

bis 6 m

Essbare Pflanzenteile:
Früchte:
August–September
nur die ganz dunkelroten, fast schwarzen Früchte sind süß

Laubwälder, Waldränder

Blütezeit:
Februar–März
verwendbar:
August–Oktober

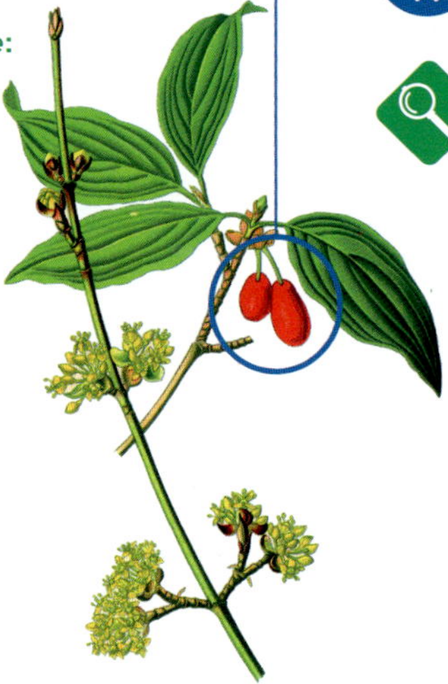

- Pausensnack

- Blüten: klein und gelb, mit 4 Blütenzipfeln
- Pflanze: bis 6 Meter hoher Strauch oder Baum
- Blätter: zugespitzt ellipsenförmig, mit 3–4 kräftigen Blattadern, die der Blattform folgen, beidseits einer geraden Blattader
- Früchte: hell- bis dunkelrot, kirschähnliche Haut, aber olivenförmig länglich (Größe einer kleinen Olive)

Gut zu erkennen an:

- reife, schwärzliche, olivenähnliche Früchte auf dem Boden und noch rötliche am Strauch (reifen unterschiedlich)

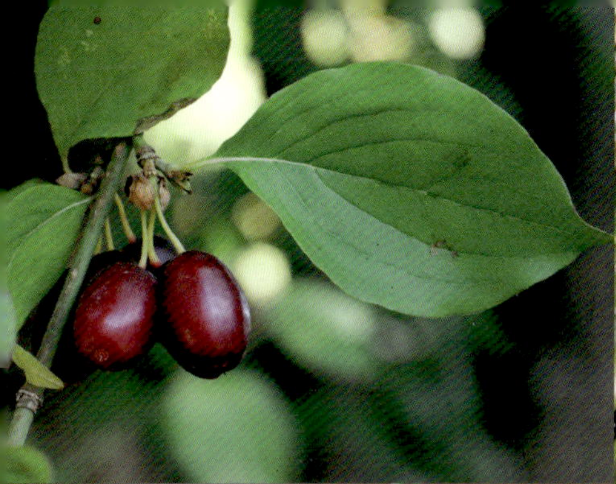

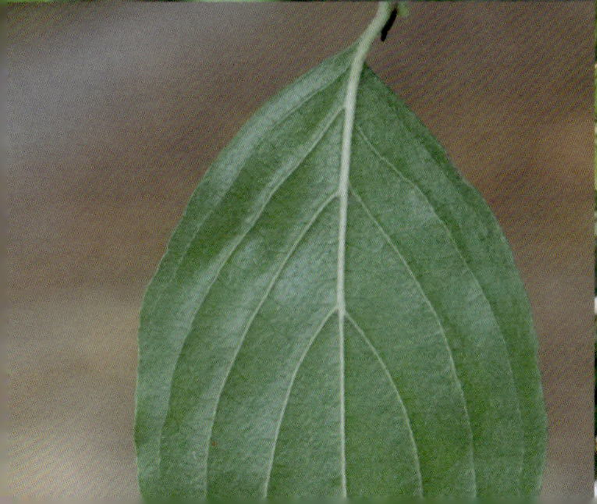

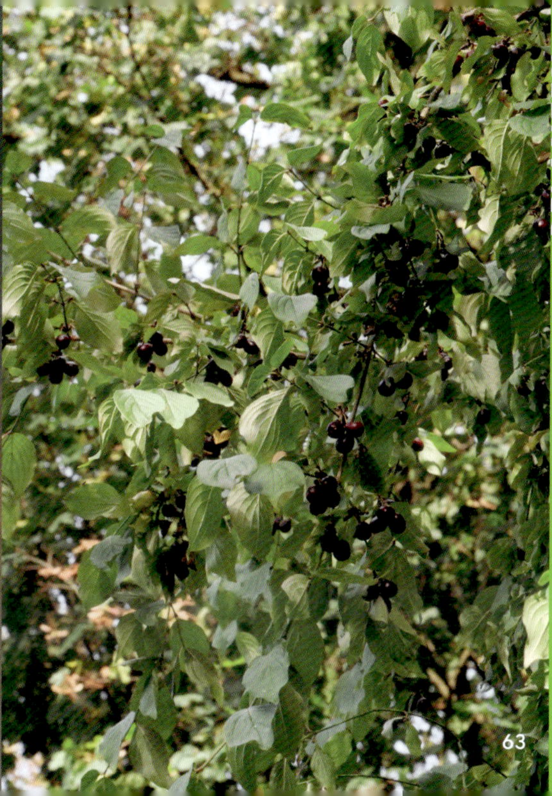

Mädesüß (Echtes) · *Filipendula ulmaria*

50–180 cm

Essbare Pflanzenteile:
Blütenknospen und Blüten: Juni–August
junge spiralförmige Früchte: August–September

nasse Wiesen, Gräben, Auwälder (feucht)

Blütezeit:
Juni–August
verwendbar:
Mai–September

- **Insektenstiche, Wunden:** Blätter ankauen oder zerreiben, auf betroffene Stelle geben und fixieren.

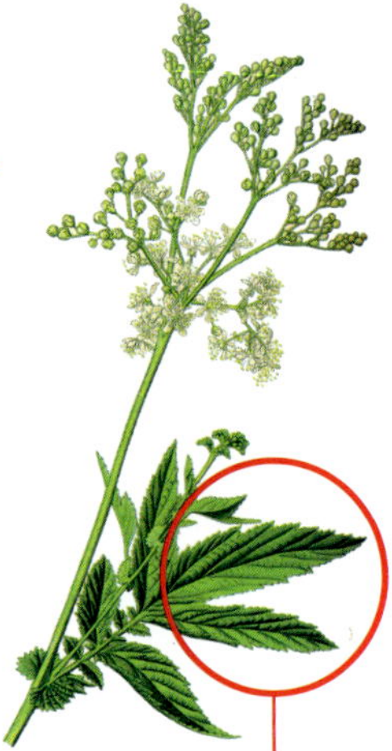

- Blätter: 2–5 Paare unregelmäßig gezähnte große Teilblätter
- zwischen den großen Teilblättern einige viel kleinere Teilblätter.
- äußerstes Teilblatt 3- bis 5-lappig
- Blattstiele: meist rötlich
- Blüten: cremeweiß
- Blütenstand nach oben hin breiter werdend

Gut zu erkennen an:

- puschelige, cremeweiße Blüten, Blütenstand oben breiter als unten

Verwechslungen der Blätter

- Odermennig (*Agrimonia eupatoria*): unkritisch und identisch verwendbar (s. S. 70, regelmäßig stumpf gezähnter Blattrand)
- Kleine und Große Bibernelle (*Pimpinella saxifraga* und *Pimpinella major*): unkritisch (keine kleineren Zwischenteilblättchen)

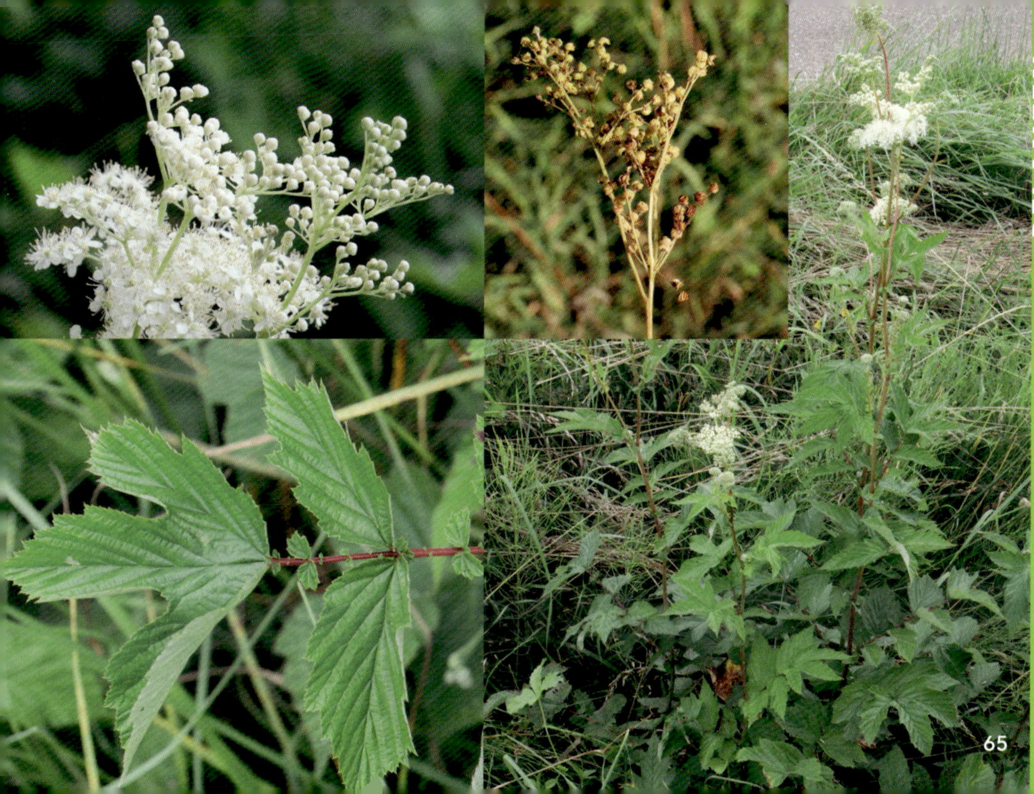

Malve (Wilde) · *Malva sylvestris*

30–100 cm

Essbare Pflanzenteile:
noch weiche,
grüne Früchte:
August–Oktober

Ödflächen,
Wegränder

Blütezeit:
Mai–September
verwendbar:
Mai–Oktober

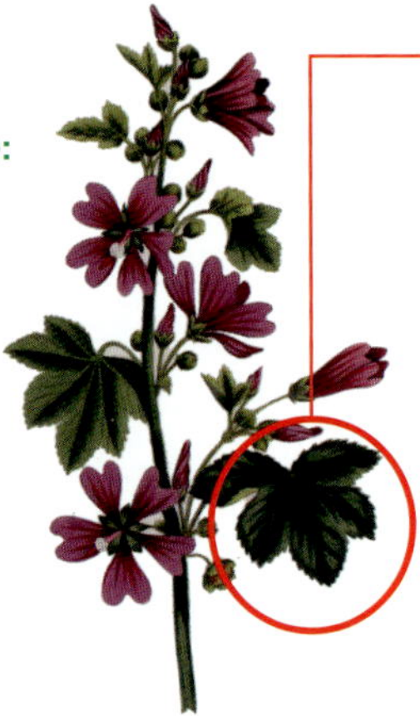

- **Wunden:** Blätter ankauen oder zerreiben, auf betroffene Stelle geben und fixieren.
- **Stiche:** Blätter ankauen oder zerreiben, auf betroffene Stelle geben und fixieren.

- Blüten: rosa bis violett mit dunkleren Streifen, bis 4 cm groß, Blütenblätter außen eingebuchtet
- Blüten zu mehreren in Blattachseln
- Blätter: 5- bis 7-lappig, gezähnter Rand

Gut zu erkennen an:

- Blüten mit dunkleren Streifen

Verwechslungen

- andere Malven: unkritisch

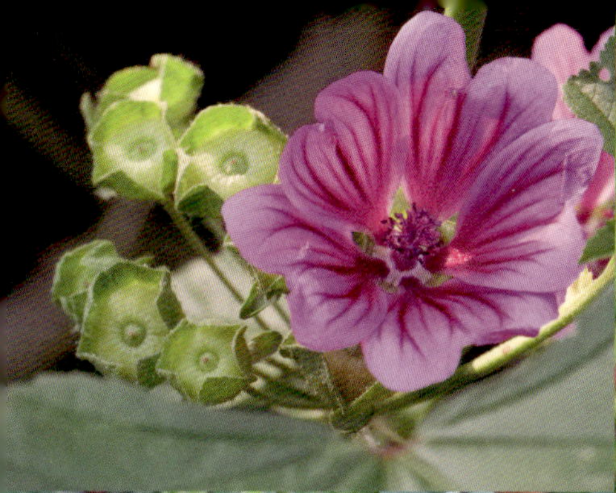

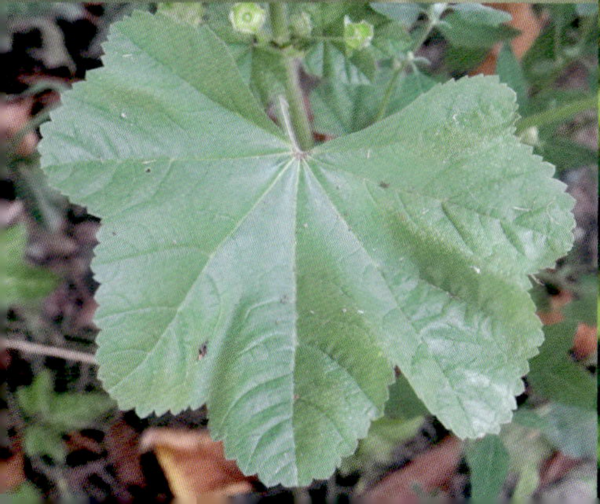

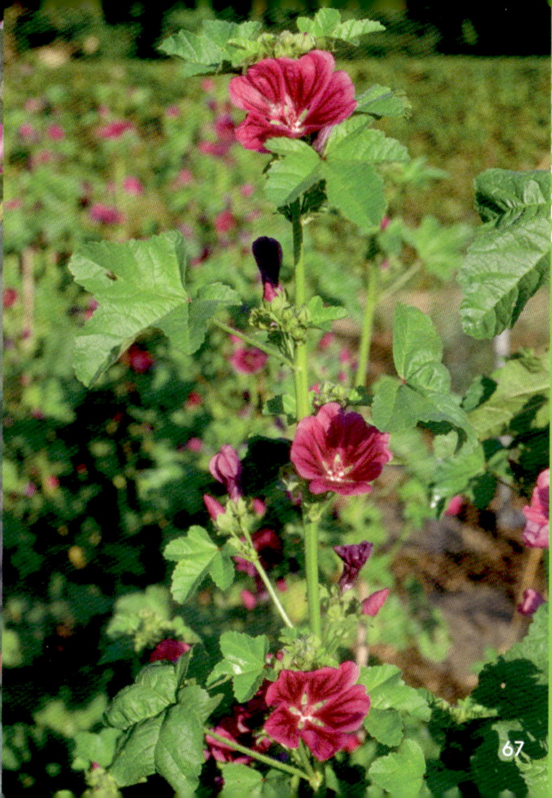

Nelkenwurz (Echte) · *Geum urbanum*

30–100 cm

feuchte Wälder, Wegränder (eher schattig)

Blütezeit:
Mai–September
verwendbar:
April–November

➳ **Verwechslungen**
Blätter der Bach-Nelkenwurz (*Geum rivale*): unkritisch (aber ohne große Teilblätter am Blattansatz)

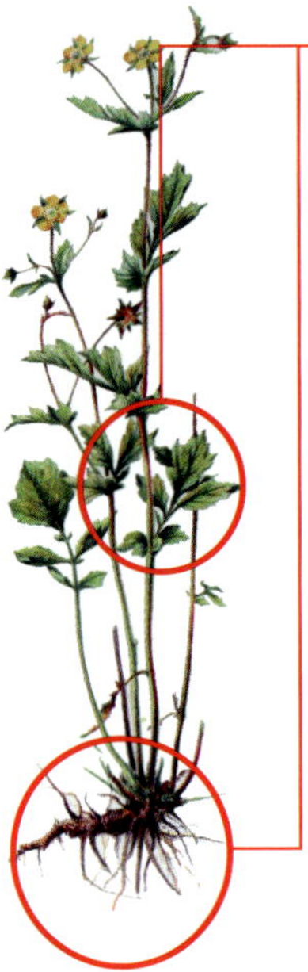

➳ **Zahnschmerzen:** gereinigte Wurzel kauen (anschließend zum Zahnarzt!)

➳ **Wunden:** Blätter ankauen oder zerdrücken und auf Wunde fixieren

➳ Blüten: einzeln aufrecht am Ende des Blütenstiels

➳ 5 gelbe Blütenblätter, die sich nicht berühren

➳ obere Blätter am Ende dreiteilig

➳ Früchte: kugelig-igelförmig angeordnet, mit einzelnen, haftenden Widerhaken

Gut zu erkennen an:

➳ eine kleine gelbe Blüte an langem Stängel und die igelige Frucht

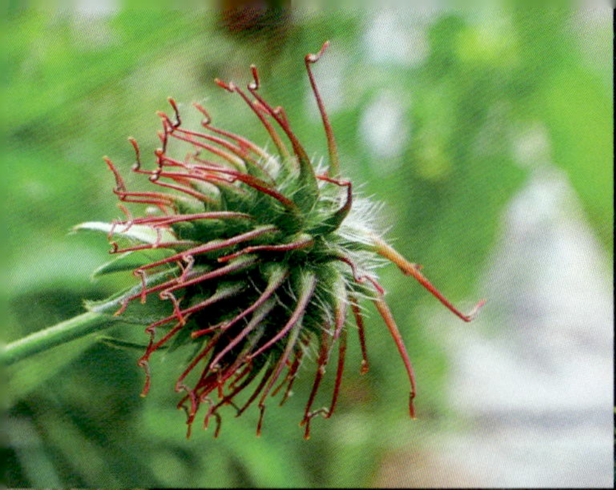

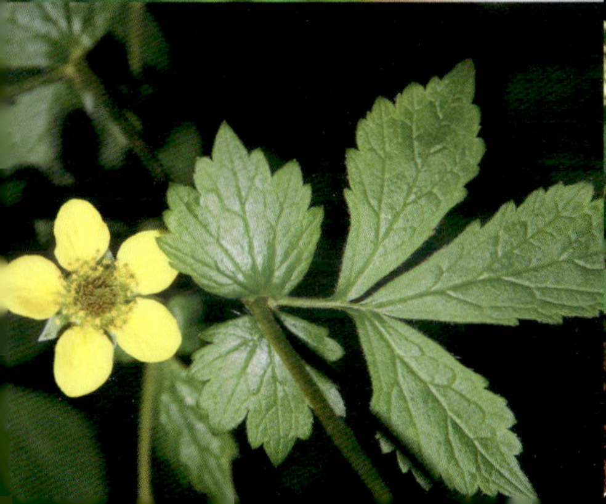

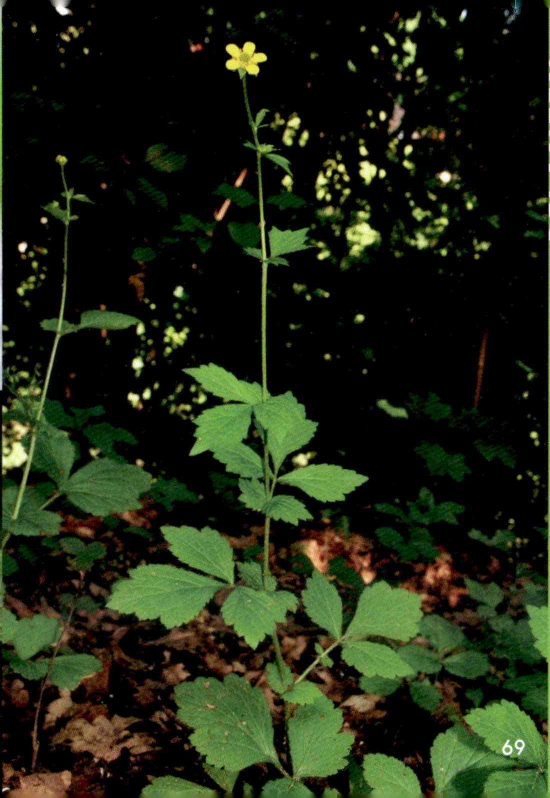

Odermennig (Gewöhnlicher) · *Agrimonia eupatoria*

30–120 cm

Wegränder, Wiesen (eher trocken)

Blütezeit:
Juni–September
verwendbar:
Juni–September

- **Wunden:** Blätter ankauen oder zerdrücken und auf Wunde fixieren

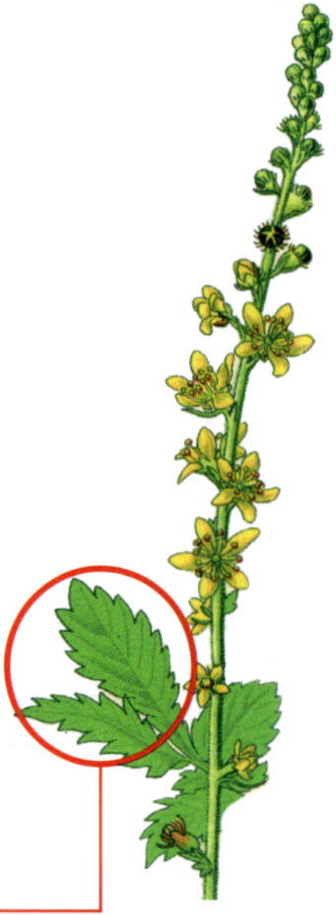

- Blüten: 5 gelbe, ovale Blütenblätter
- lange Blüten: ährenförmig angeordnet
- Blätter: abwechselnd große und sehr kleine Teilblättchen
- Früchte: verkehrt kegelförmig, fast bis zum Grund gefurcht, klettige Haken

Gut zu erkennen an:

- Früchte in Form einer umgedrehten Birne mit einem Kranz klettiger Haken

Verwechslungen

- Großer Odermennig (*Agrimonia procera*): unkritisch (selten, Blüten sind am Ende eingekerbt)
- Blüten der Königskerze (*Verbascum-Arten*): unkritisch
- Mädesüß-Blätter: unkritisch, gleiche Wirkung (s. S. 64)
- Blätter der Kleinen und Großen Bibernelle (*Pimpinella saxifraga* und *Pimpinella major*): unkritisch (besitzen keine kleineren Zwischenteilblätter)

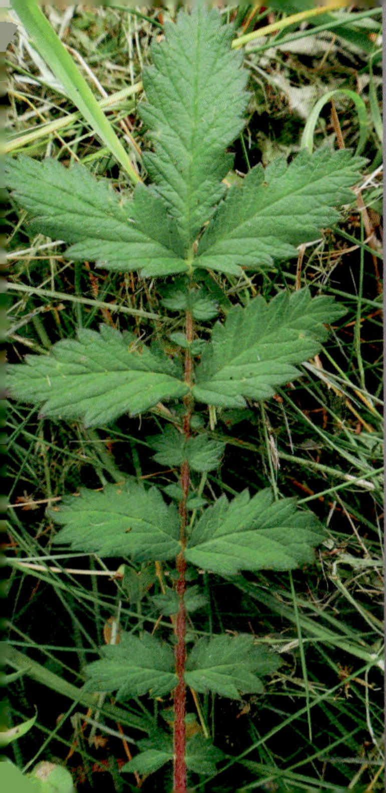

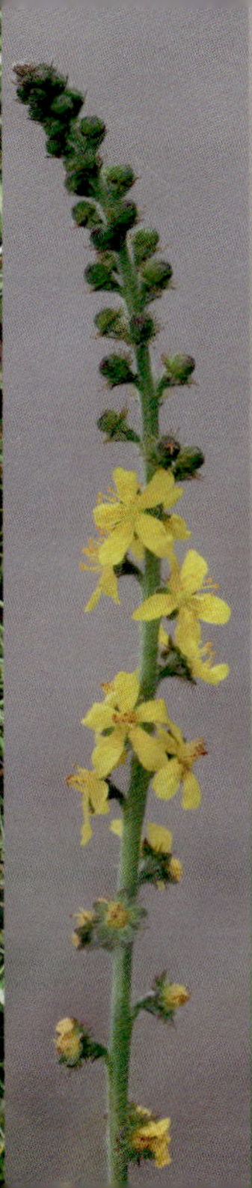

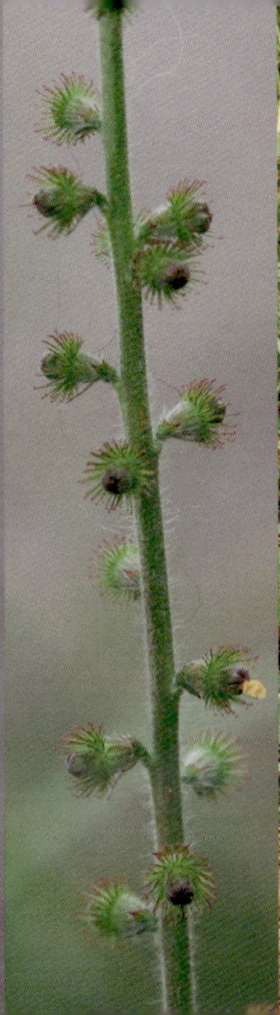

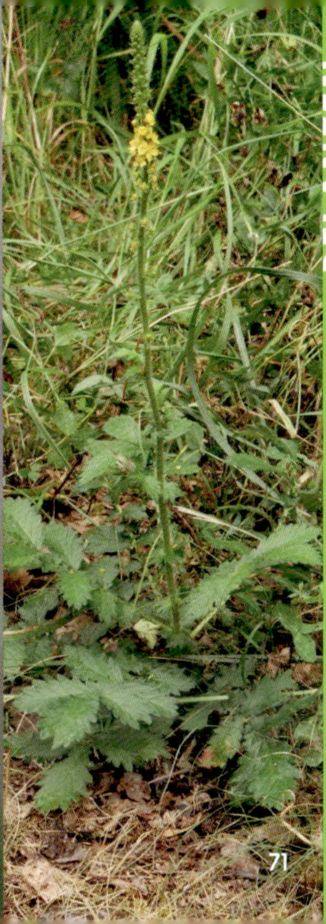

Pestwurz (Gewöhnliche) · *Petasites hybridus*

30–100 cm

Ufer, Wälder (feucht)

Blütezeit: März–Mai
verwendbar: Juni–Oktober

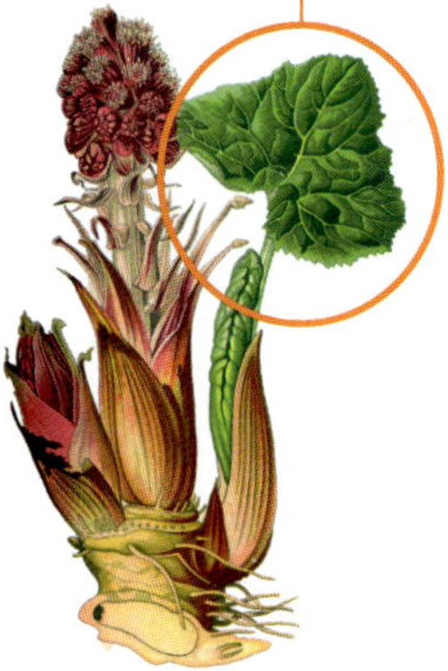

- **provisorischer Regenschirm:** Blatt so über sich halten, dass möglichst wenig Regen trifft

- Blätter: Rand unregelmäßig gezähnt, sehr groß werdend, im Schnitt 30–60 cm Durchmesser, teilweise auch größer möglich

Gut zu erkennen an:

- oft ein ganzes Feld mit teils riesigen Blättern

Verwechslungen

- andere Pestwurzarten: unkritisch
- Blätter des Huflattichs (*Tussilago farfara*): unkritisch (deutlich kleiner)

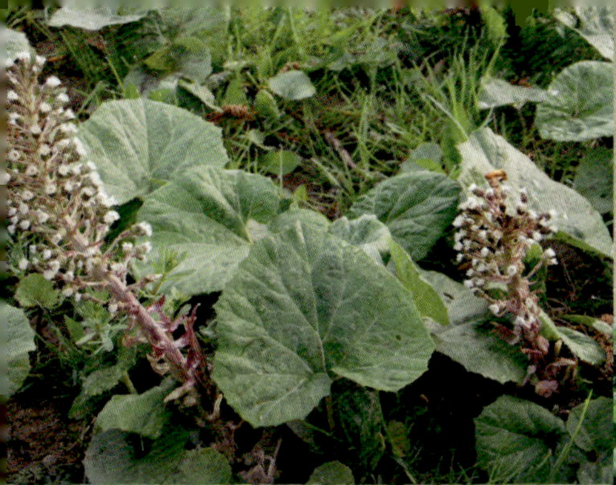

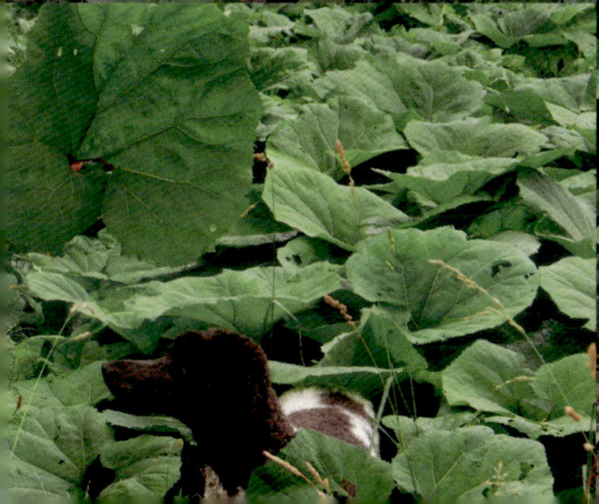

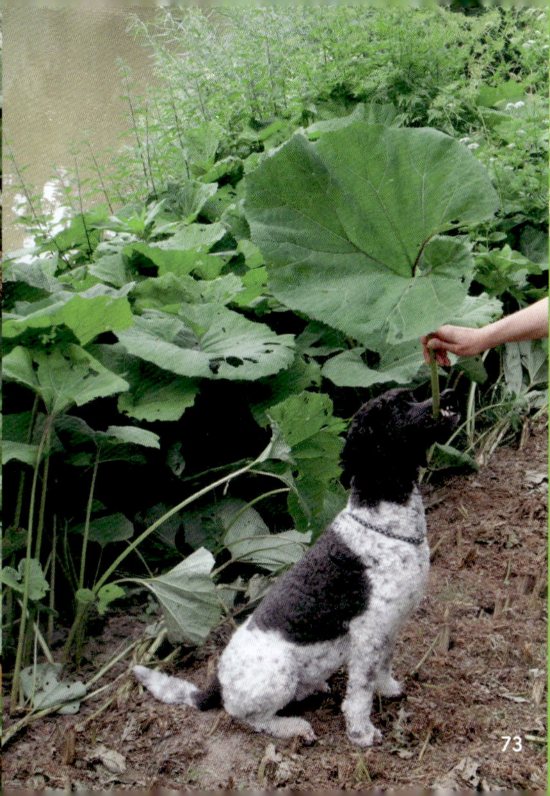

Salbei (Wiesen-) · *Salvia pratensis*

30–60 cm

Essbare Pflanzenteile:
Blätter zur Atemerfrischung:
April–Oktober

Wiesen, Wegränder

Blütezeit:
April–September
verwendbar:
April–Oktober

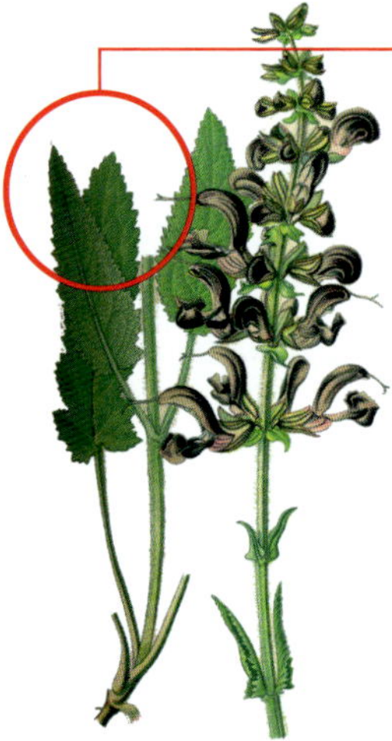

- **Stiche:** Blätter ankauen oder zerreiben, auf betroffene Stelle geben und fixieren.
- Blätter zur **Atemerfrischung** kauen
- wirkt weniger stark wie echter Garten-Salbei, ist dafür aber in freier Natur verfügbar

- Stängel: vierkantig, deutlich behaart
- Blätter: unregelmäßig gekerbt, Struktur ähnlich wie Garten-(Küchen-)Salbei, duften beim Zerreiben danach
- Blüten: bläulich (ins Lila gehend), mit Ober- und Unterlippe

Gut zu erkennen an:

- die großen blauen Blüten und der vierkantige Blattstängel

Verwechslungen

- Raublattgewächse (Borretschgewächse): unkritisch, sofern die Blätter nicht auf offene Wunden kommen (Blätter dort aber nicht paarweise gegenüberstehend)

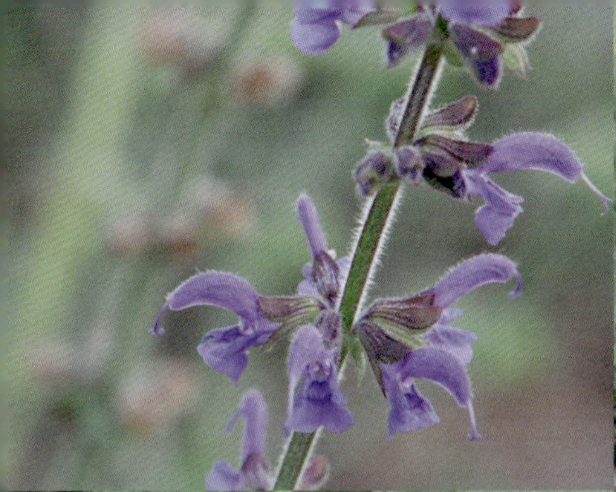

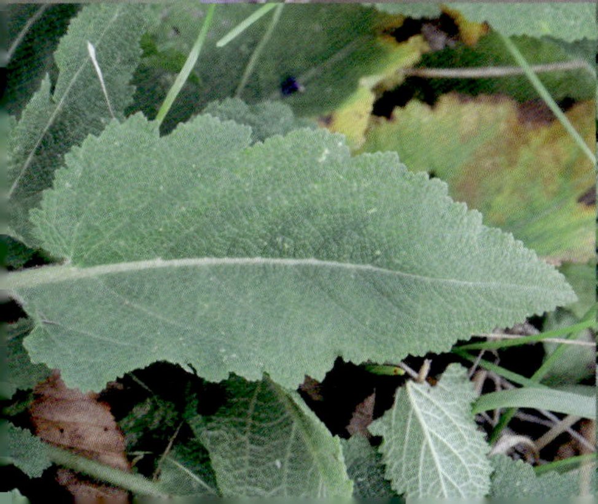

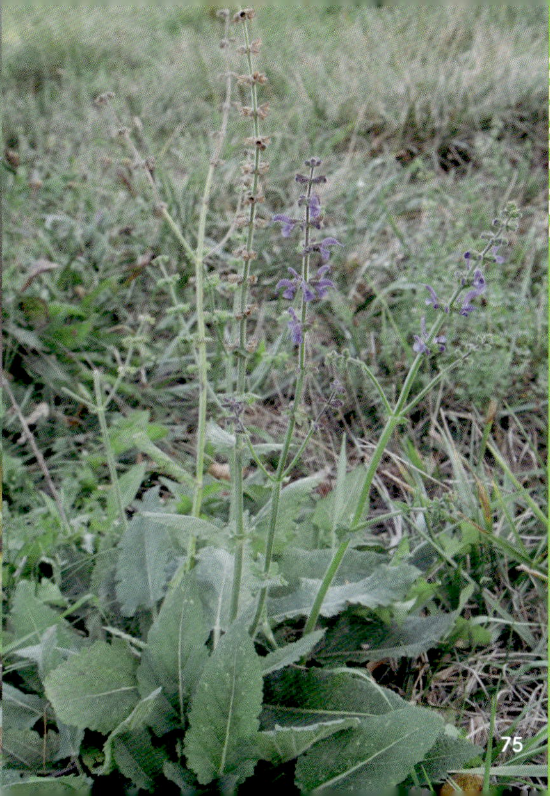

Sauerklee · *Oxalis acetosella*

5–15 cm

Essbare Pflanzenteile:
Blätter: März–Oktober, jedoch nicht in größeren Mengen

Wälder (schattig)

Blütezeit:
April–Juni
verwendbar:
April–Juni

Verwechslungen
- Blätter des Weißklees (*Trifolium repens*) und anderer Klee-Arten: unkritisch

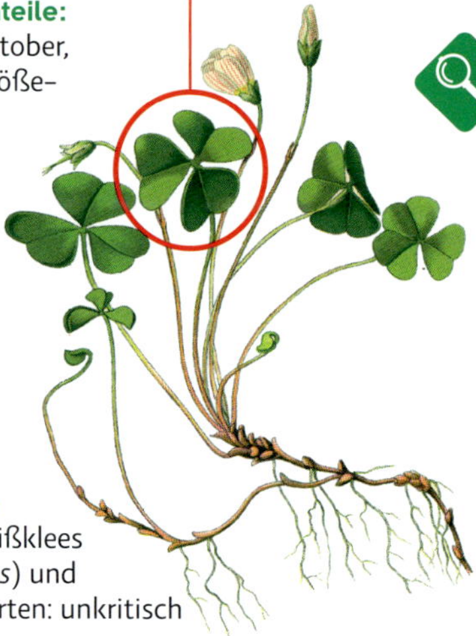

- **Stiche, Wunden:** Blätter ankauen oder zerreiben, auftragen und fixieren

- Blätter: 3 herzförmige Teilblätter, die manchmal zusammengeklappt sind
- Blätter klappen bei Nacht und bei Sonne senkrecht zusammen
- Blüten: einzeln stehend, 5 weiße rundliche Blütenblätter mit feinen violetten Streifen

Gut zu erkennen an:
- Blätter mit 3 herzförmigen Teilblättern

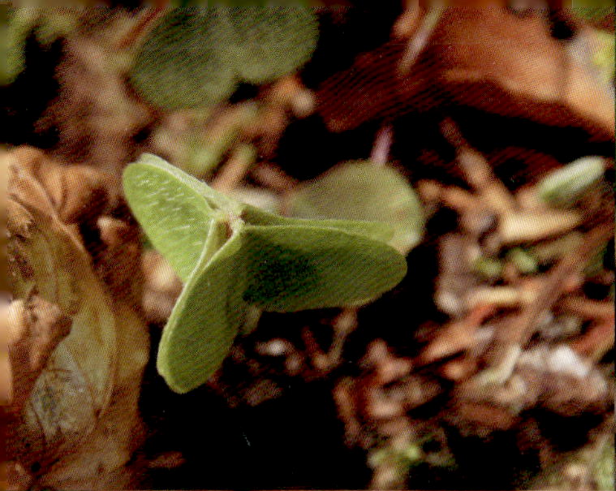

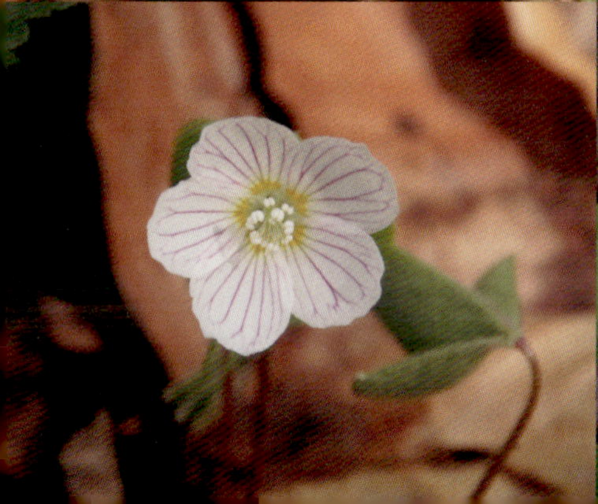

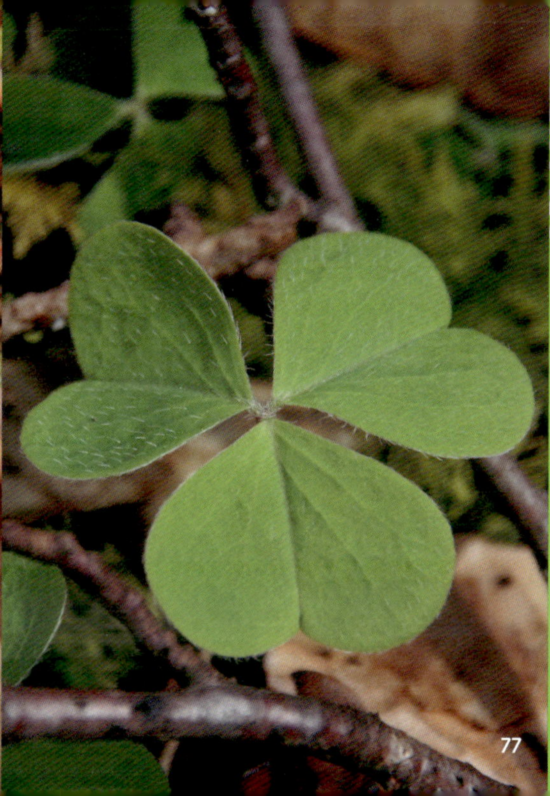

Schafgarbe (Wiesen-) · *Achillea millefolium*

30–80 cm

Wiesen, Wegränder, Ödflächen (eher sonnig)

Blütezeit:
Mai–Oktober
verwendbar:
April–November

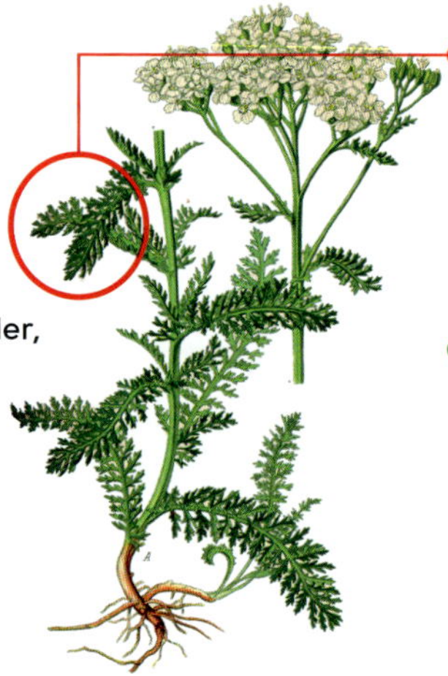

- **Wunden:** Blätter ankauen oder zerdrücken und auf der Wunde fixieren
- **Nasenbluten:** Blätter ankauen oder zerdrücken und in die Nase stecken. Auch mit in Blattsaft getränkter Watte möglich.

- Blätter: sehr viele feine, ungestielte Teilblättchen, die stark zerschlitzt sind. Teilblättchen alle ungefähr gleich voneinander entfernt.
- Form des Gesamtblatts ist augenbrauen-ähnlich, nicht dreieckig
- Blüten: weiß, manchmal rosa in den Spitzen
- Blütenstiele: NICHT von einem einzigen Punkt ausgehend, sondern sich mehrfach verzweigend

Gut zu erkennen an:

- Blatt sieht aus wie eine Augenbraue mit feinen Härchen
- Blütenstiele mehrfach verzweigt

Verwechslungen

- Wer sich an unseren Bildern und der nebenstehenden Beschreibung (Blätter!) orientiert, kann diese Pflanze eigentlich nicht mit einem giftigen Doldenblütler verwechseln. Auch hier gilt: Immer genau hinsehen und im Zweifel stehen lassen!

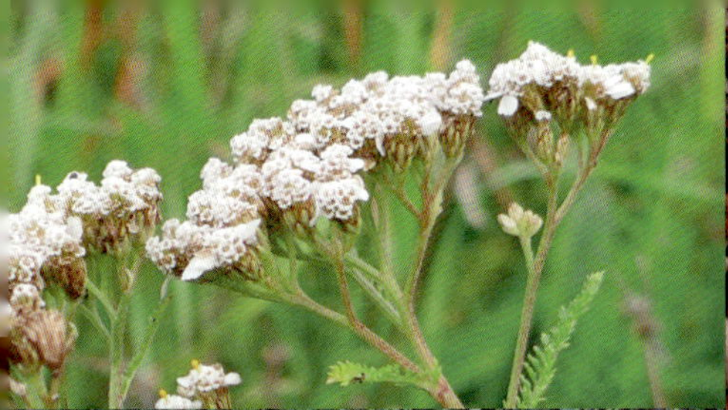

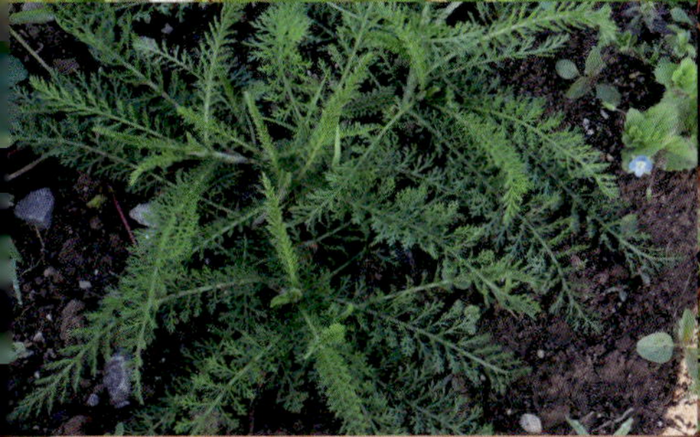

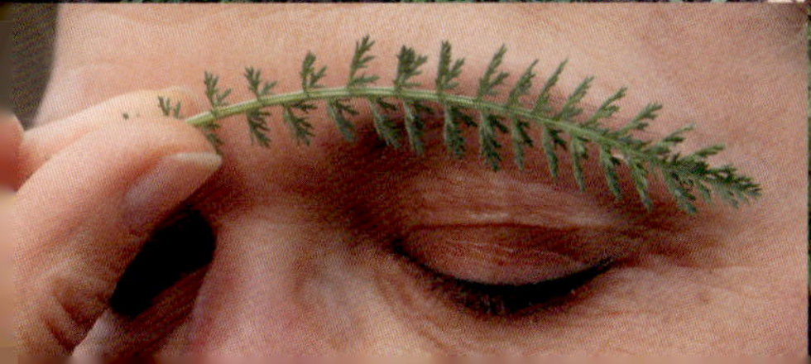

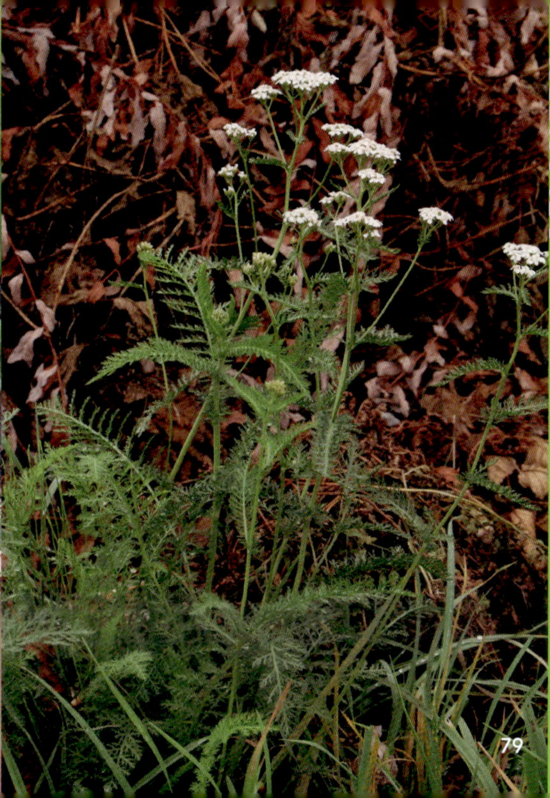

Spitzwegerich · *Plantago lanceolata*

10–25 cm

Essbare Pflanzenteile:
Blütenknospen:
April–Juli

Wiesen, Wegränder, Ödflächen

Blütezeit:
Mai–September
verwendbar:
April–November

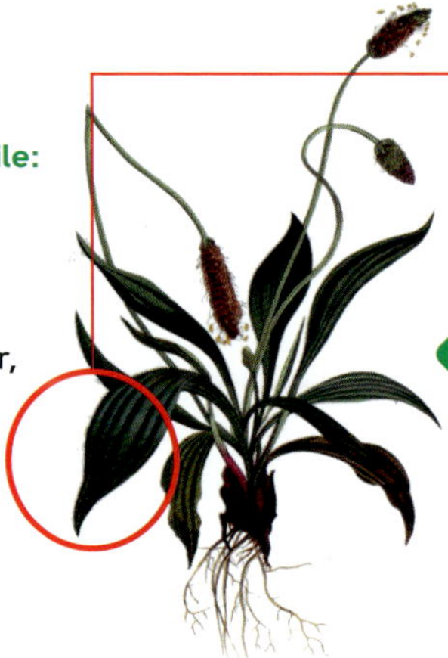

- **Stiche:** Mehrere Blätter verknoten, dann zwischen den Händen zerdrücken und Saft auf Stich
- **Wunden:** Blätter ankauen oder zerdrücken und auf Wunde fixieren (Blätter und Grashalme)
- **Quetschungen, Prellungen:** Blätter ankauen oder zerdrücken und auf Verletzung fixieren

- Blätter: länglich, wesentlich länger als breit
- parallele, unverzweigte Blattadern
- Blattadern auf Blattunterseite deutlich hervorstehend
- Blätter und Blüten einzeln vom Boden aus wachsend
- Blütenstand: unscheinbar bräunlich, lang herausragende weiße Staubfäden
- Blütenstand 1–4 cm lang

Gut zu erkennen an:

- hoch aufragender Blütenstand mit vielen weißen Staubblättern
- hervorstehende Blattadern auf der Blattunterseite (3-D-Effekt)

Verwechslungen

- Berg-Wegerich (*Plantago atrata*): unkritisch (Blätter am Rand deutlich lang behaart, kommt nur im Alpengebiet vor)

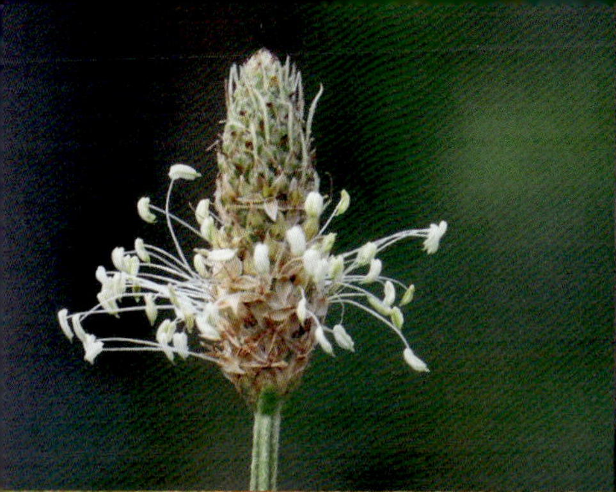

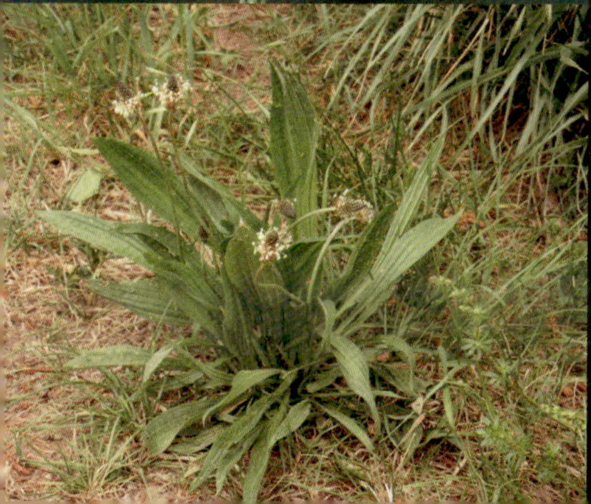

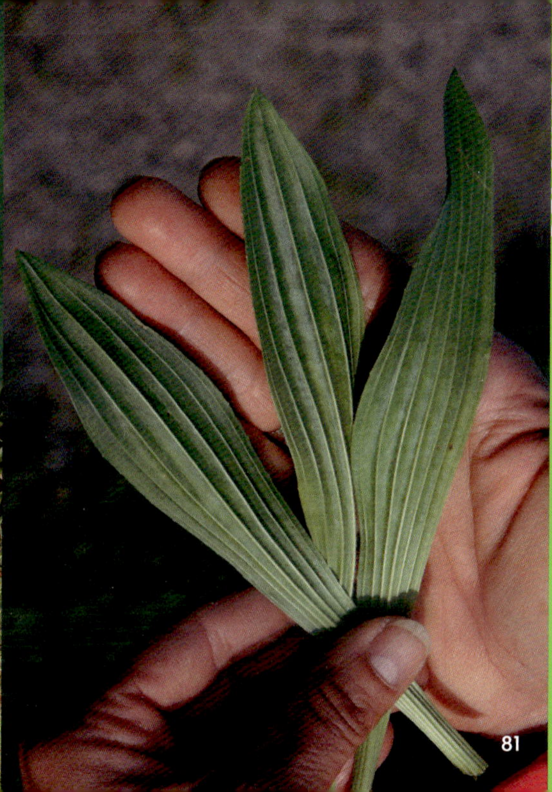

Springkraut (Indisches) · *Impatiens glandulifera*

80–200 cm

Essbare Pflanzenteile:
Samen mit nussigem Geschmack (weiß = unreif und schwarz = reif): August–Oktober

Ufer, Wälder (feuchte Stellen)

Blütezeit:
Juli–September
verwendbar:
Blätter: Mai–Oktober
Früchte:
August–Oktober

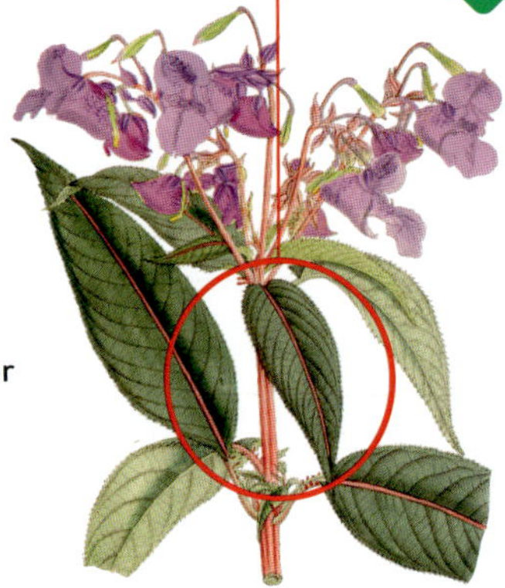

- **Stiche, Verbrennungen, Sonnenbrand:** Saft der Blätter auf betroffene Stellen geben und ggf. fixieren

- Blätter: länglich, spitz zulaufend, scharf gezähnter Blattrand, mit kleinen Stacheln
- Blüten: rosa- bis pinkfarben, röhrig mit Helm, hinten mit grünem Anhängsel
- Früchte: länglich, grün gestreift
- reife Früchte springen auf und schleudern die Samen weg, auch bei Berührung

Gut zu erkennen an:

- typischer Standort am Wasser bzw. in Gewässernähe
- leuchtend pinkfarbene Blüten

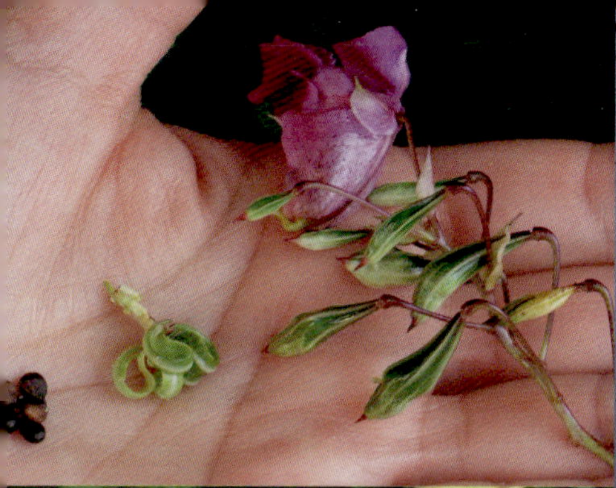

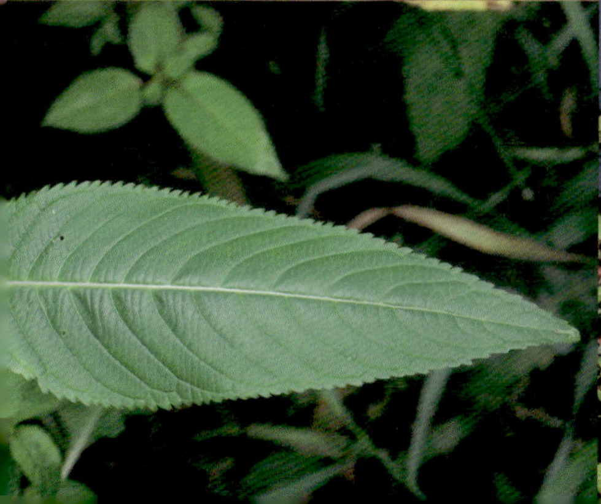

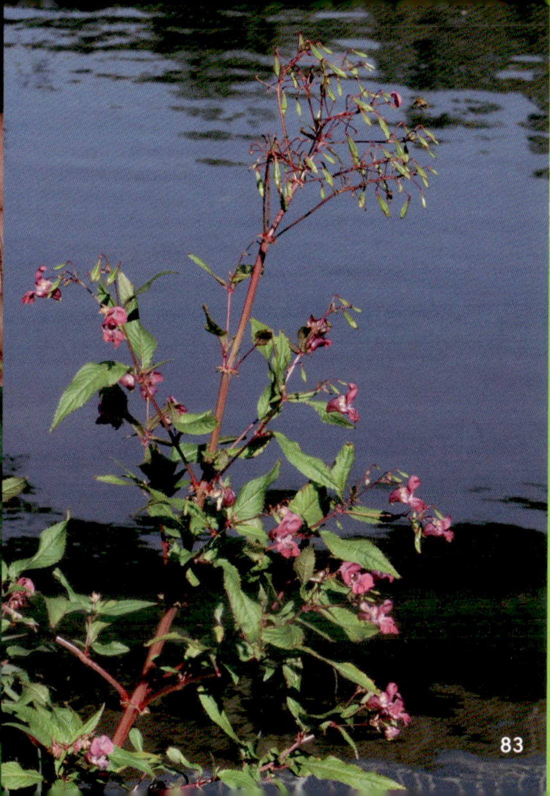

Vogelmiere · *Stellaria media*

10–30 cm

Essbare Pflanzenteile:
Blätter: März–Oktober, sobald eindeutig anhand der Blüten zuzuordnen

Wegränder, Ödflächen

Blütezeit:
Januar–Dezember
verwendbar:
Januar–Dezember

Verwechslungen
- Gemeiner Wasserdarm (*Stellaria aquatica*): unkritisch, ebenfalls essbar (an feuchten Stellen)
- Sternmieren (*Stellaria*): unkritisch

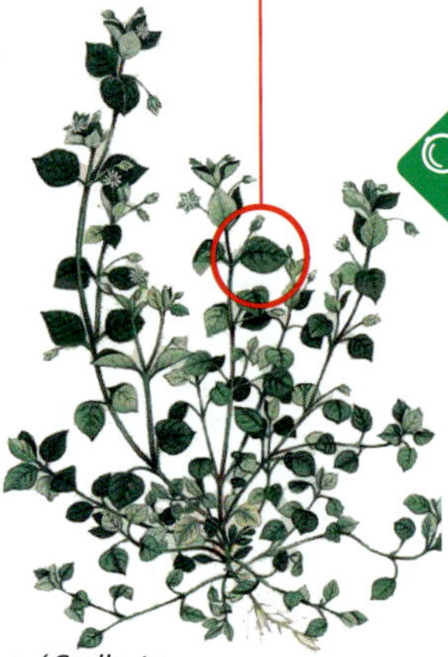

- **(Schürf-)Wunden und Verbrennungen:** Blätter ankauen oder zerdrücken und auf Wunde fixieren
- **Quetschungen, Prellungen:** Blätter ankauen oder zerdrücken und auf Verletzung fixieren

- Blüte: 5 Blütenblätter, die so tief eingeschnitten sind, dass sie wie 10 aussehen
- Blüte nur ca. 0,5 mm groß, nicht größer als die direkt darunterliegenden 5 grünen Kelchblätter
- Blätter: eiförmig, zugespitzt, paarweise gegenüber
- Stängel: an einer Seite einzeilig behaart
- Pflanzen wachsen meist in Gruppen wild durcheinander

Gut zu erkennen an:
- fein, klein, ganz nah am Boden
- sehr kleine Blüte mit 5 tief eingeschnittenen Blütenblättern (wie 5 Paar „Hasenöhrchen")

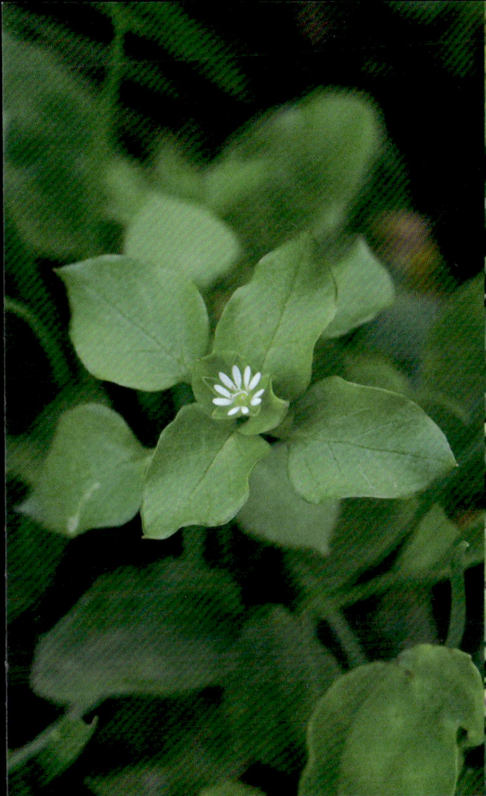

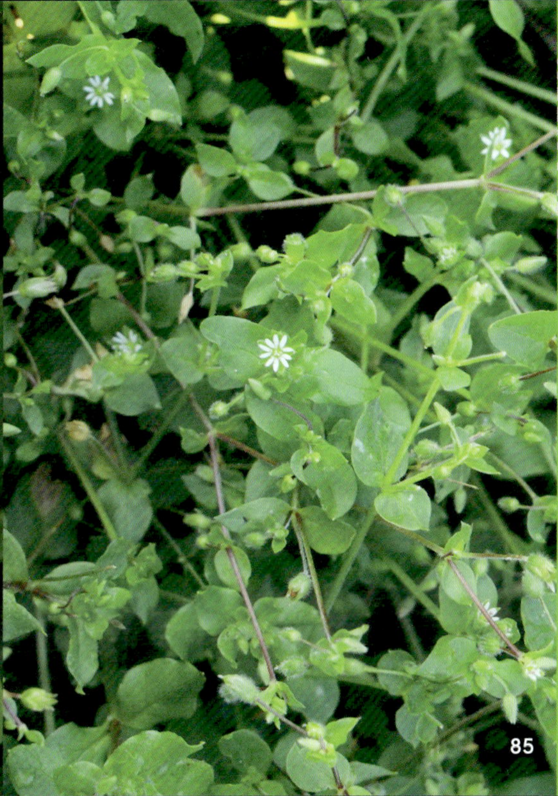

Weißdorn (Eingriffeliger) · *Crataegus monogyna*

bis 10 m

Essbare Pflanzenteile:
essbare Früchte:
August–Januar

lichte Laubwälder, Waldränder, Gebüsche

Blütezeit:
April–Juni
verwendbar:
Blätter: April–Oktober
Früchte: August–September

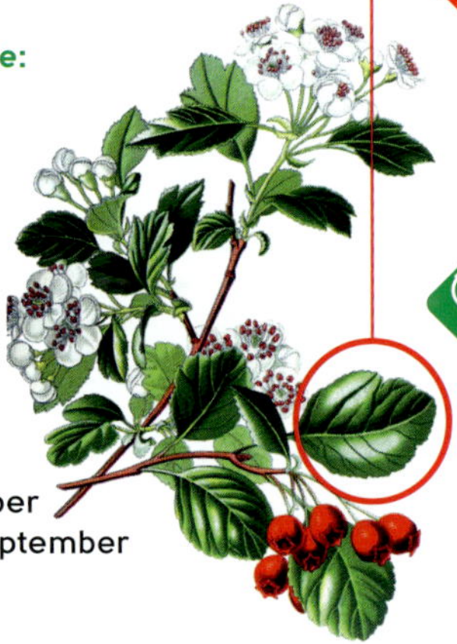

Verwechslungen

- Zweigriffeliger Weißdorn (*Crataegus laevigata*): unkritisch, identisch anwendbar, Früchte essbar (Blätter weniger tief eingeschnitten)

- **Wunden:** Blätter ankauen oder zerdrücken und auf Wunde fixieren
- wirkt v. a. zusammenziehend wegen der Gerbstoffe (falls andere Wundpflanzen verfügbar, diese verwenden)

- kleiner bis mittelgroßer Baum oder Strauch
- Blüten: weiß, mit 5 Blütenblättern
- Blätter: ungefähr dreieckig, tief eingeschnittener Blattrand
- Früchte: rot und rund mit 1–3 Kernen, am Ende der 5-zipfelige verhärtete Rest der Blüte

Gut zu erkennen an:

- Blattform
- rote, kugelige Früchte mit zipfeligem Blütenrest

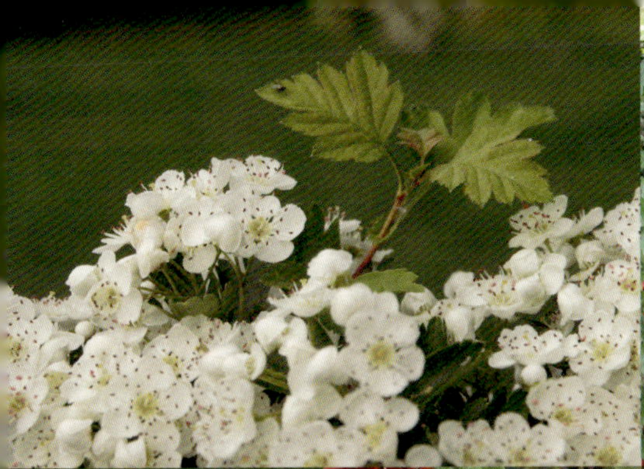

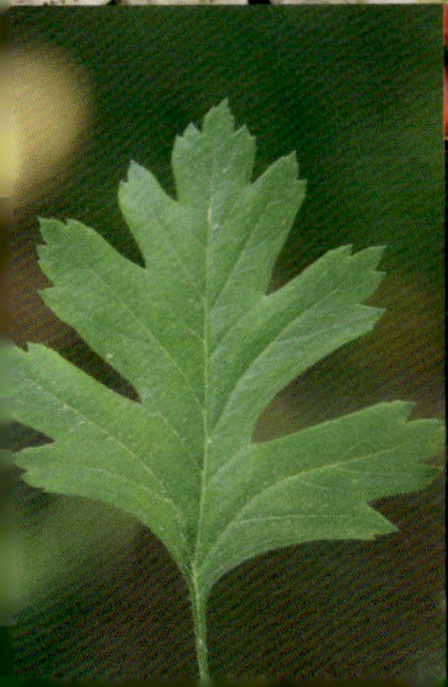

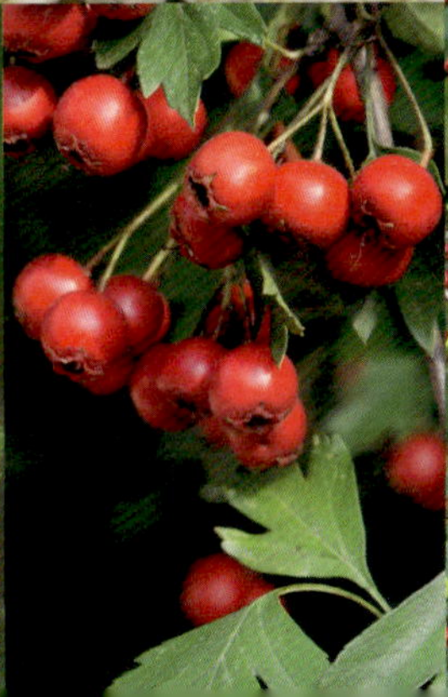

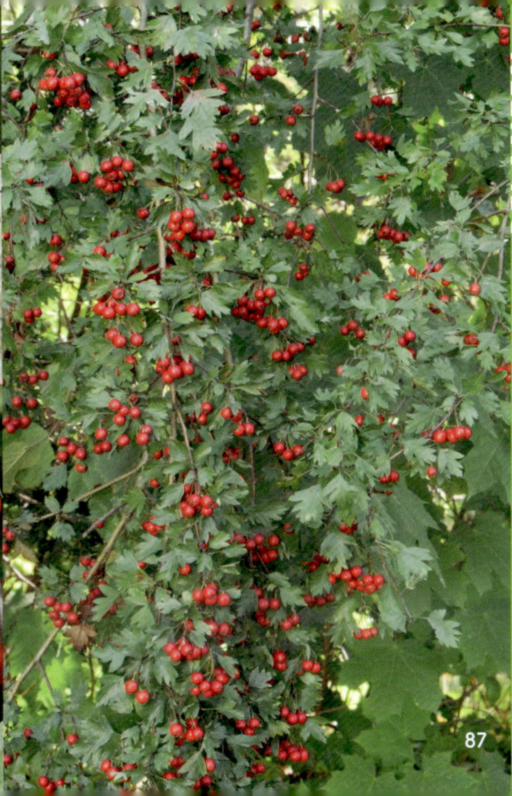

Wiesenknopf (Großer) · *Sanguisorba officinalis*

30–100 cm

Wiesen
(eher feucht)

Blütezeit:
Juni–September
verwendbar:
Mai–Oktober

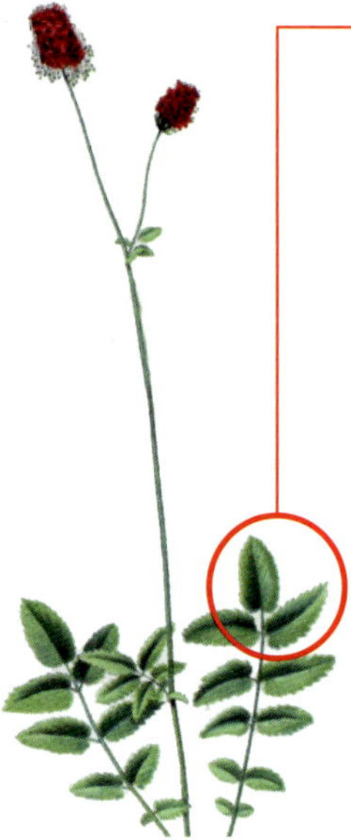

- **Wunden:** Blätter ankauen oder zerdrücken und auf Wunde fixieren.

- Blüte: dunkelroter Blütenstand
- Blätter: bis zu 8 Teil-Blattpaare und 1 End-Teilblatt
- Blätter: Teilblätter länglich, regelmäßig gezähnter Blattrand

Gut zu erkennen an:

- dunkel-weinroter Blütenstand

Verwechslungen

- Blätter der Kleinen und Großen Bibernelle (*Pimpinella saxifraga* und *Pimpinella major*): unkritisch (keine kleineren Zwischenteilblättchen)
- Blätter vom Kleinen Wiesenknopf (*Sanguisorba minor*): unkritisch, ebenfalls wirksam

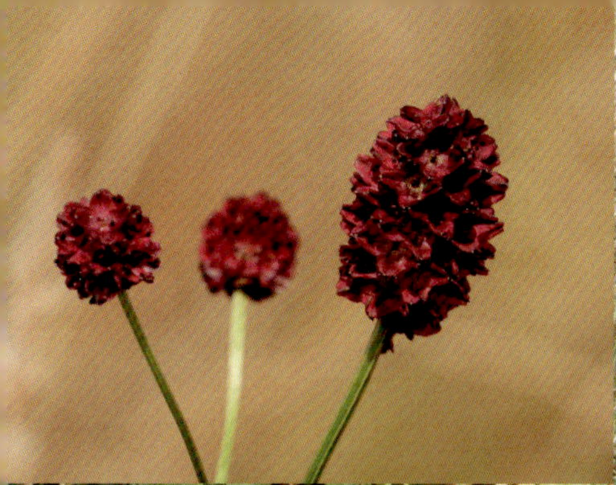

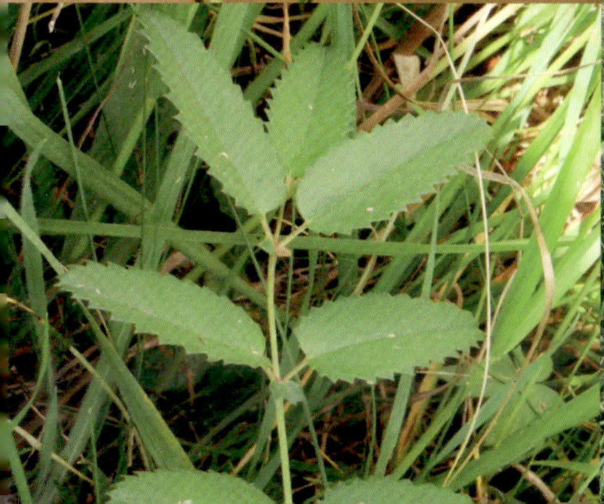

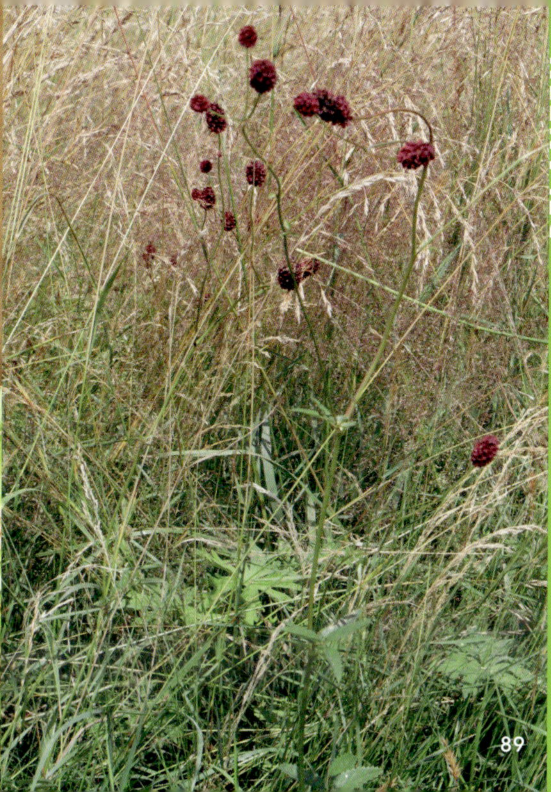

Wieder zuhause: Giersch-Limonade

Entweder auf der Wanderung gesammelt oder frisch aus dem Garten: Giersch ist nicht nur wie Spinatgemüse essbar, er macht sich auch in einer erfrischenden Limonade gut. Vor allem die noch jungen, zarten Blätter sind dafür besonders gut geeignet.

20 möglichst junge Giersch-Stängel mit Blättern
1 l Apfelsaft von Streuobstwiesen, naturtrüb oder klar
frischer Ingwer, geschält, nach Geschmack
2 unbehandelte Bio-Zitronen
1 l stilles Wasser oder Mineralwasser mit Kohlensäure

- Giersch mitsamt der Stiele gründlich abbrausen und trockenschütteln.
- Apfelsaft in eine große Karaffe umfüllen. Giersch mit Hilfe eines Gummibands zu einem Bund zusammenbinden. Ingwer in fünf messerrückendicke Scheiben schneiden, eine Zitrone mit Schale in Scheiben schneiden. Giersch, Ingwer und Zitrone etwa drei Stunden abgedeckt im Apfelsaft ziehen lassen. Damit nur die Blätter vom Giersch im Apfelsaft ziehen, das Gummiband des Bunds noch um einen Kochlöffel binden, der dann quer auf der Karaffe liegt.
- Giersch gut über der Flüssigkeit auswringen. Aus der zweiten Zitrone den Saft auspressen, dazugeben und bis zur Verwendung abgedeckt kühlstellen.

Partyvariante: Wer möchte, kann diese erfrischende Giersch-Limonade mit einem Schuss Prosecco oder Sekt aufgießen.

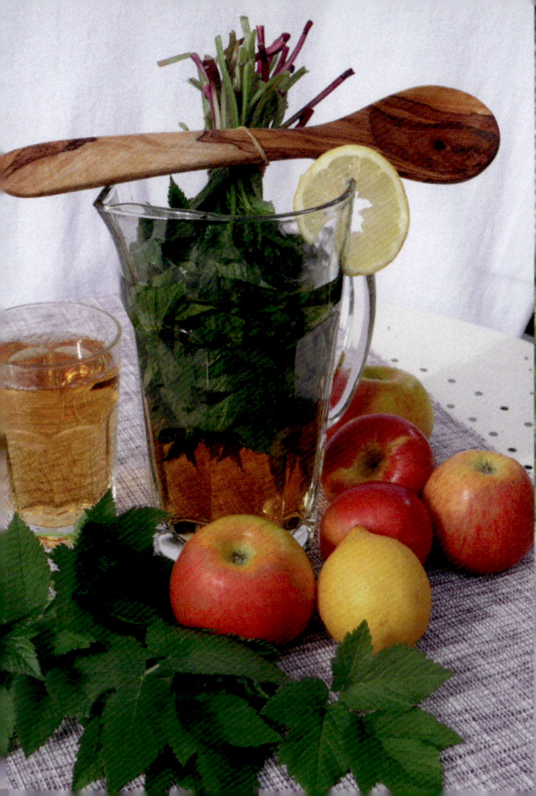
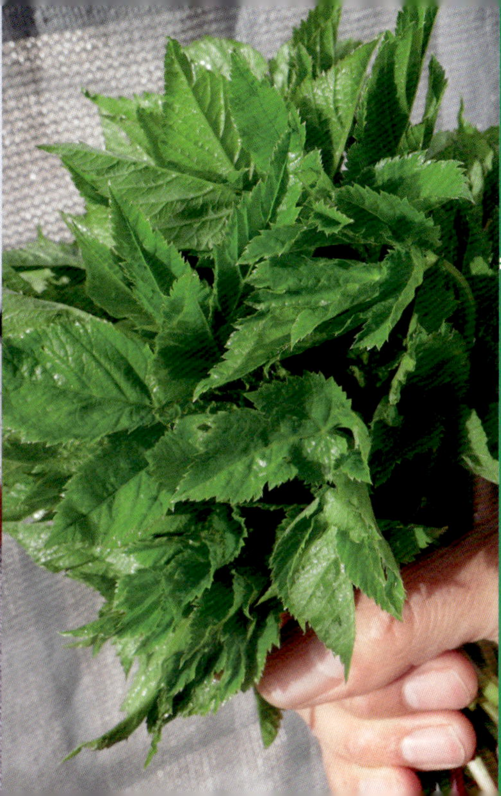

Quellen, Literatur, Qualifikation

Aichele/Schwegler, **Die Blütenpflanzen Mitteleuropas,** Franckh-Kosmos Verlag, 2. Auflage 2008
Bergmann, **Bedeutung von Calcium,** Pharmazeutische Zeitung online 9/2012
Bihlmaier, **Die Akupunktur,** Quintessenz Verlag, 3. Auflage 2020
Burckhardt, **Erste Hilfe mit frischen Wildpflanzen,** Eugen Ulmer Verlag, 3. Auflage, 2024
Fleischhauer/Guthmann/Spiegelberger, **Essbare Wildpflanzen – 200 Arten bestimmen und verwenden,** AT Verlag, 27. Auflage 2024
Fleischhauer/Guthmann/Spiegelberger, **Enzyklopädie Essbare Wildpflanzen,** AT Verlag, 14. Auflage 2023
Hirsch/Grünberger, **Die Kräuter in meinem Garten,** Freya Verlag, 26. Auflage 2023
HNO Facharztnetz NRW: **Nasenbluten – Kaltes in den Nacken,** online 3/2018
Licht, **Zeigerpflanzen,** Quelle & Meyer Verlag, 3. Auflage 2022
Lüder, **Grundkurs Pflanzenbestimmung,** Quelle & Meyer, 10. Auflage 2022
Lüder, **Grundlagen der Feldbotanik,** Haupt Verlag, 2. Auflage 2022
Netzwerk Phytodiversität Deutschlands e. V., Bundesamt für Naturschutz, **Verbreitungsatlas der Farn- und Blütenpflanzen Deutschlands,** Bundesamt für Naturschutz, 2013
Oberdorfer/Müller, **Pflanzensoziologische Exkursionsflora,** Eugen Ulmer Verlag, 8. Auflage 2001
Parolly / Rohwer, **Schmeil-Fitschen: Die Flora Deutschlands,** Quelle & Meyer, 8. Auflage 2024
Rawer/Zehnder, **Kleine Outdoorapotheke,** Verlag A. Vogel, 4. Auflage 2019
Roth/Daunderer/Kormann, **Giftpflanzen Pflanzengifte,** Nikol Verlag, 6. Auflage 2012
Rothmaler/Jäger/Werner, **Exkursionsflora von Deutschland, Band 4 (Gefäßpflanzen: Kritischer Band),** Springer Verlag, 11. Auflage 2016
Rothmaler/Jäger, **Exkursionsflora von Deutschland, Band 3 (Gefäßpflanzen: Atlasband),** Springer Verlag, 14. Auflage 2025
Schönfelder/Schönfelder, **Der Kosmos Heilpflanzenführer,** Franckh-Kosmos Verlag, 5. Auflage, 2023
Stumpf, **Unsere Heilkräuter,** Franckh-Kosmos Verlag, 3. Auflage, 2021
Vogel, **Outdoor-und Survivalmedizin,** Paul Pietsch Verlag 2016

Dipl. Biol. Armin Bihlmaier

- Studium der botanischen Biologie, Abschluss am Max-Planck-Institut, Tübingen
- Ausbildung Naturpädagoge Nordschwarzwald 2011 / 2012, vhs Freudenstadt
- Ausbildung Natur- und Landschaftsführer (BANU-zertifiziert), vhs Freudenstadt
- Lehrbeauftragter für Wildpflanzen an der Hochschule für Forstwirtschaft, Rottenburg

Dr.med. Susanne Bihlmaier

- Zusatzqualifikation Naturheilverfahren der Ärztekammer Baden-Württemberg
- Zusatzqualifikation Akupunktur der Ärztekammer Baden-Württemberg
- Wissenschaftspreis für Brückenschlag zwischen Universitäts- und Alternativmedizin

Kleine Auswahl an Internetseiten zu Heilpflanzen

- https://heilkraeuter.de/lexikon/index.htm
- https://www.kraeuter-buch.de/
- https://www.kraeuter-verzeichnis.de/kraeuter/Inhaltsverzeichnis.shtml
- http://www.kraeuterweisheiten.de/kraeuterlexikon.html
- https://www.pflanzenfreunde.com/heilpflanzen/index.htm
- http://www.phytodoc.de/heilpflanzen
- https://selfbio.de/anbaulexikon/uebersicht

Superdank statt Supergau*

Danke

Allen engagierten und begeisterungsfähigen Mitwirkenden, darunter besonders

- ***Mama Helene,*** *als die alte Kamera mitten in der Fotografier-Phase den Geist aufgab*,*
- ***Ursula Keck,*** *Organisatorin der Naturpädagogen-Ausbildung Nordschwarzwald,*
- *der erfahrenen Naturpädagogin* ***Anne Reichel*** *fürs Gegenlesen,*
- ***Dr. med. Ludwig Jacob*** *für viel Fitmacher-ReiChi-Café in der Schreibphase,*
- ***Chocolatier Eberhard Schell,*** *der uns mit „Drachensplitter"-Nervennahrung versorgte, der gesundheitsaktiven Benefiz-Knusperpraline aus dem Koch- und Gesundheitsbuch „Tomatenrot + Drachengrün", 7. Auflage, Hädecke Verlag,*
- ***Martina Auffinger****s Qualitäts- & Genusslädchen naturbuntleben in Oberstaufen, wo sie uns Sonnentors Ingwer-Zitronen Sirup servierte, der basierend auf Apfelsaft statt Zucker das innere Feuer weckt – und unser Keksrezepte aufpeppt,*
- ***Anja Wolter*** *von terramundo, Ginseng-in-person, immer aktiv, immer für gemeinsame Abenteuer zu haben,*
- *Fotografin* ***Julia Mihatsch,*** *die uns zwischen zwei Stillzeiten fotografierte und ebenso Ihrem Neffen, dem megacoolen Junior-Model Niklas.*

Wir widmen die Notfall-Apotheke Natur all denjenigen, die Freude an der Natur und erkannt haben, dass Handy, Internet & Co supertoll sind – solange sie funktionieren ... und unseren Patenkindern (alphabetisch): Fruzsina, Leonie und Tanja.

Buchempfehlung

Schlemmen und die Abwehrkräfte stärken!

Unkomplizierte Genießer-Rezepte, die östliche mit westlichen Ernährungsweisheiten verbinden, sich ebenso zur Vorbeugung wie zur Heilungsunterstützung bei Entzündungen, einer Krebsbehandlung sowie bei Rheuma, Long-Covid, Endometriose und Gefäßverkalkung eignen und dazu noch der ganzen Familie schmecken. Tipps der Hobbyköchin und der Naturheilärztin zur TCM bei jedem Rezept, mit vielen Experten-Interviews.

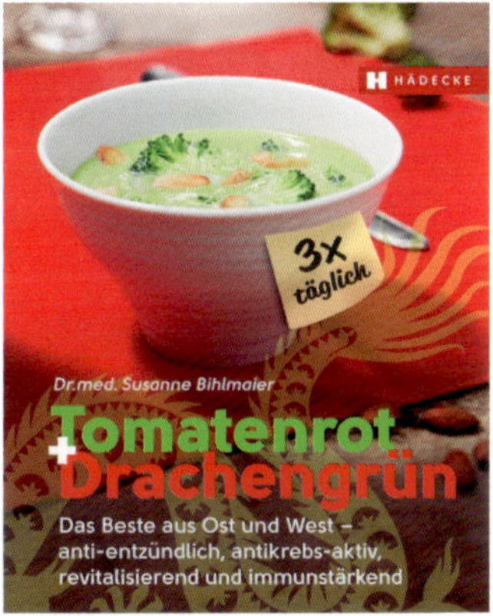

Tomatenrot und Drachengrün: 3x täglich
Das Beste aus Ost und West – anti-entzündlich, antikrebs-aktiv, revitalisierend und immunstärkend

von Dr. med. Susanne Bihlmaier
mit einem Vorwort von Prof. Ingrid Gerhard,
bereits in der 7. Auflage!
312 Seiten, ca. 260 Abbildungen,
Klappenbroschur

ISBN 978-3-7750-0819-8

Hinweis

Die hier genannten Pflanzeninformationen wurden sorgfältig recherchiert und nach bestem Wissen und Gewissen wiedergegeben. Die Hinweise zu den Heilwirkungen der Pflanzen ersetzen aber in keinem Fall den Rat und die Hilfe eines Arztes oder Heilpraktikers. Der Verlag und die Autoren übernehmen keine Haftung für Schäden, die durch unsachgemäße Anwendung der dargestellten Behandlungsmethoden oder durch falsche Nutzung der Wildpflanzen entstehen, und übernehmen auch keinerlei Verantwortung für medizinische Forderungen.

Impressum

4 3 2 | 2027 2026 2025 ISBN 978-3-7750-0790-0

Lektorat: Hädecke-Team **Schlussredaktion:** nvsg
Bildnachweis: Alle Pflanzen- und Naturfotos © Armin und Susanne Bihlmaier, mit Ausnahme der Fotos auf den Seiten 3, 24, 25, 26, 27 und auf dem Cover: Julia Mihatsch; sowie der Abbildungen auf den Seiten 15 (envato.com), 16/17 (DGLimages/iStock), 38 (Schad1953/iStock) und 67 (Beat Ernst, Basel); alle Akupressur-Illustrationen: Susanne Bihlmaier
alle historischen Illustrationen: © Biolib, Kurt Stueber, Köln
Gestaltung, Grafiken und Satz: Julia Graff, Hädecke Verlag (Icons unter Verwendung mehrerer Grafiken von vecteezy.com)
Gesetzt aus der Solomon Sans (Svet Simov/Fontfabric) und Relato Sans (Eduardo Manso/Emtype Foundry)
Printed 2025 in Germany

Druck auf chlorfrei gebleichten FSC®-Materialien aus nachhaltiger Forstwirtschaft und Holz aus kontrollierter Herkunft